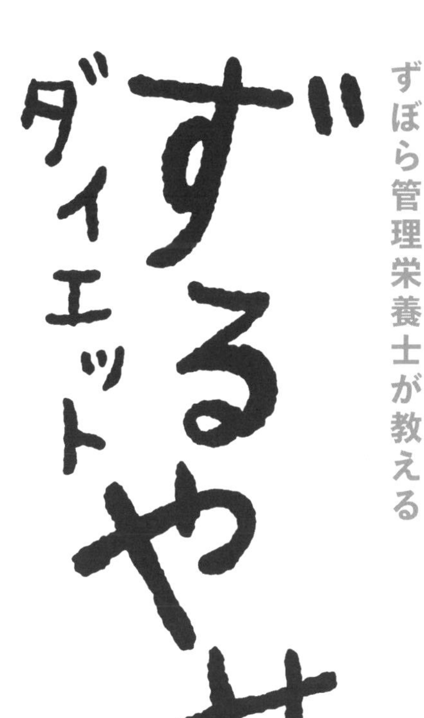

管理栄養士
高杉保美

WAVE出版

はじめに

「1週間でやせたい」「一気に10kg落としたい」「手っ取り早い方法がいい」

そんなふうに「早くやせたい」と思っている人は多いと思います。できることなら早く結果が出たほうがうれしいですよね。

もちろん極端な方法で早く結果を出すこともできます。ただ、その方法で一時的にやせられても、**結局その食生活や運動を続けられず我慢が爆発してリバウンドしてしまう……そんな無限ループに陥る人は多いのです。**

実は、私もその一人でした。大学入学と同時に始まった初めての一人暮らし。連日のように友人と飲み会に参加し、家では買ってきた総菜や弁当を食べ続けた結果、なんと1年間で13kgも太ってしまったのです。

そのとき二の腕の太さを同級生に指摘され、一念発起してダイエットを開始。激しいエクササイズや厳しい食事制限などで一時的にはやせましたが、体調もすぐれず、肌もガサガサ、気分も落ち込みがちに。結局その方法では続かず、すぐにリバウンドしてしまいました。

このことがきっかけで食事の大切さを思い知ったのです。そして管理栄養士の国家資格を取った後は、業界最大手のパーソナルトレーニングジムで、2000人以上の栄養指導を行ってきました。

before

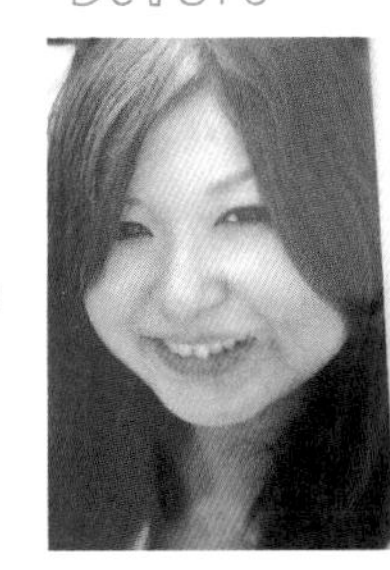

1年間で13kg増！
肌もガサガサに……。

after

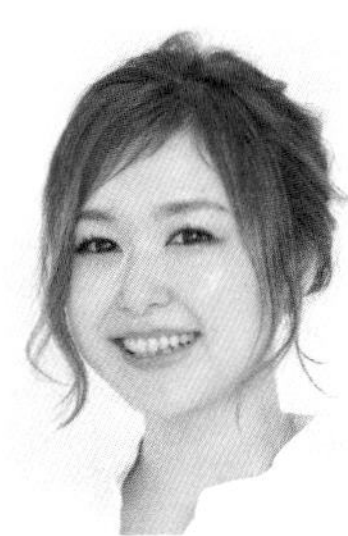

半年でマイナス15kg！
心もからだも安定。

そうしてさまざまな人のお手伝いをするなかで、「早くやせたい」という思いから食べることに対して罪悪感を持っていたり、その結果栄養が偏って体調不良になったり、大きなストレスを抱えている方が多いと感じました。

そこで、実体験やこれまでの食事指導経験を踏まえ、ストレスフリーで確実に結果を出せる方法はないかと考え、このメソッドに辿り着いたのです。

健康的な食事の大切さを身をもって知り、お酒もコンビニ飯も大好きでずぼらな私だからこそ作ることができた「ずるやせダイエット」。

「我慢しないでやせたの？　そんなのずるい！」と羨ましがられる、そんなダイエット法です。食事の楽しさを諦めるダイエットはもう終わり。この1冊で一生〝太らない&やせやすい〟からだづくりが習得できます。

毎日の食事はもちろん、おやつも外食もお酒だって楽しみましょう！

それが健康的で美しいボディを手に入れる近道になるのです。

管理栄養士　高杉保美

Chapter 4

罪悪感なく楽しめる ずるやせ外ごはん

Chapter 5

飲むのも我慢しない！ ずるやせ飲み

Chapter 6

教えて保美先生！ ずるやせ相談室

Chapter 1
ずるやせメソッド
めんどくさいで終わらない

ずるやせダイエットとは？

「どんなダイエットも続かない」

そんな人のためにつくった「ずるやせダイエット」。
しんどいこと抜きで
ゆるく続けられるダイエット法です。

無理な食事制限はなしで、３食おいしく食べてＯＫ！
管理栄養士がつくったメソッドだから、栄養も満点。
ダイエット中の便秘や肌荒れだってこわくありません。

コンビニ飯も外食も、大好きなお酒も我慢しません。
太りにくいものを上手に選べば大丈夫なのです。

免疫力アップ

脳の活性化

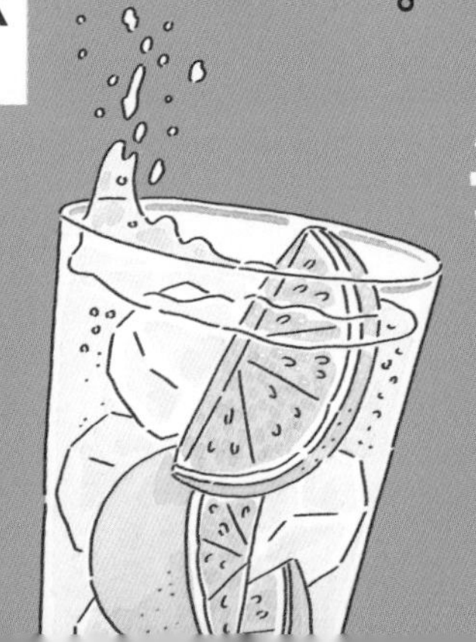

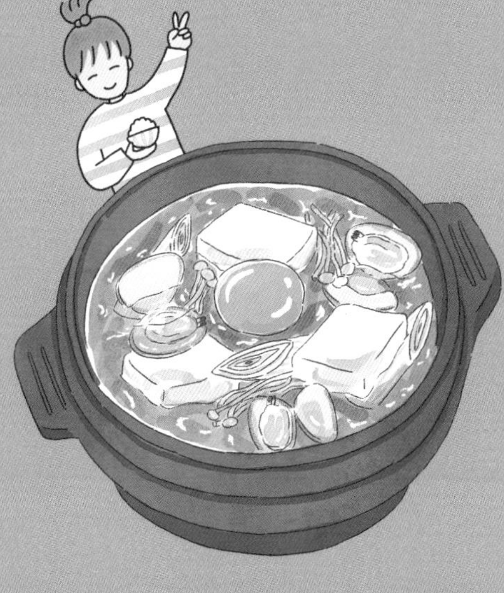

空腹感の抑制

そして、きつい運動もしません。
無理な習慣は最初から必要なし！

ダイエットの一番の近道は継続すること。
ストレス０で〝ずるく〟やせられる方法を教えます！

糖化（老化）防止

むくみ予防

アンチ
エイジング
効果

ずるやせメソッドとは？

ずるやせダイエットは、
健康的に続けられることが大前提。
ストイックな糖質制限や脂質制限はせず、
ストレスなくやせられるメソッドをつくりました。
すべてを我慢するのではなく、ゆるくセーブして、
太りにくいものを選ぶこと。
たった❹つのメソッドを守ることで、
外食やお酒も楽しむことができるのです。

メソッド❶
ゆる〜く糖質セーブ

糖質を極端に減らしてしまうと
体調にも悪影響があります。
からだに蓄積しにくい、
ちょうどいい量と質があるのです。

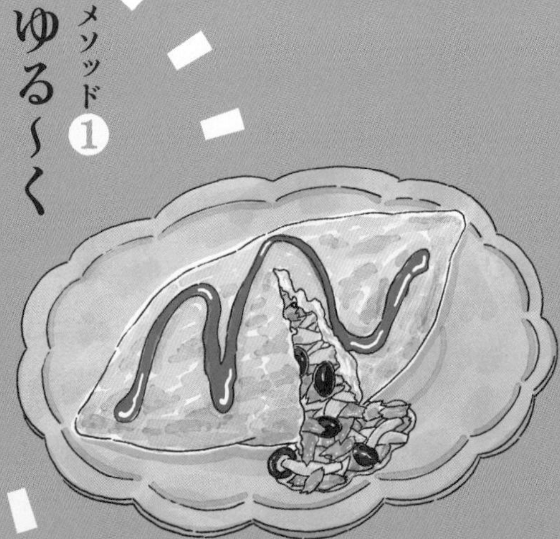

メソッド②

太らない油をチョイス

酸化した油やトランス脂肪酸は悪い油。
つまりからだを太らせる油です。
良質な油は脂肪を燃焼させ、
ダイエットの手助けをしてくれます。

メソッド③

何はなくともたんぱく質！

たんぱく質をしっかり摂ると筋肉量が
維持されて代謝が上がりやせ体質に。
日本人には不足しがちな栄養素なので
意識して取り入れるようにしましょう。

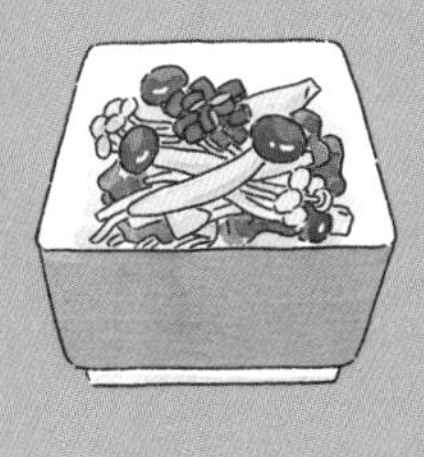

メソッド④

食物繊維をプラス

便秘になりがちなダイエット中は、
きのこや海藻、豆類をプラスして。
糖質や脂質の吸収を妨げながら、
腸内を整えて溜まりにくいからだに！

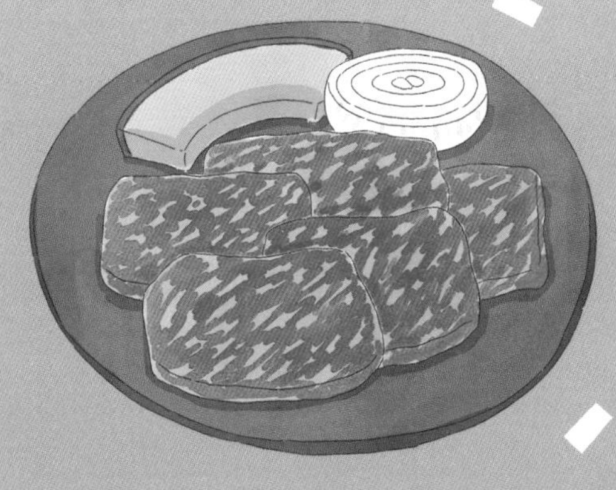

ずるやせ
メソッド①

ゆる～く糖質セーブ

朝と昼ならお米もOK

糖質は1日120gまで。お茶碗1杯（150g）で糖質55gが目安。ずるやせ的にはお米は1食（朝・昼）100gがベストです。

主食は低GIを選ぶ

GIとは血糖値の上がりやすさを示します。うどんよりそば、白いパンよりライ麦や全粒粉など、低GIのものを選んで。

おやつからやせ体質に

おやつで摂る糖質は1日20gまで。なるべく2回に分けて食べて。ヨーグルトなどを選べば、腸内環境も改善されて代謝もアップ！

糖質は極端に減らしてしまうと、食物繊維不足による便秘や低血糖による頭痛などさまざまな不調の元に。1日に必要な分量をしっかり食べ、無理なくコントロールすることがベストです。1日120g、1食（朝・昼）50g以内を目安にすれば、からだに蓄積されにくいので安心！　血糖値の上がりにくい低GI食品や、精製度の低いものがおすすめ。パンやお米は白色より茶色いものを選びましょう。玄米が苦手な人はブレンドしたものでもOKです。

低GI食品を選ぼう!

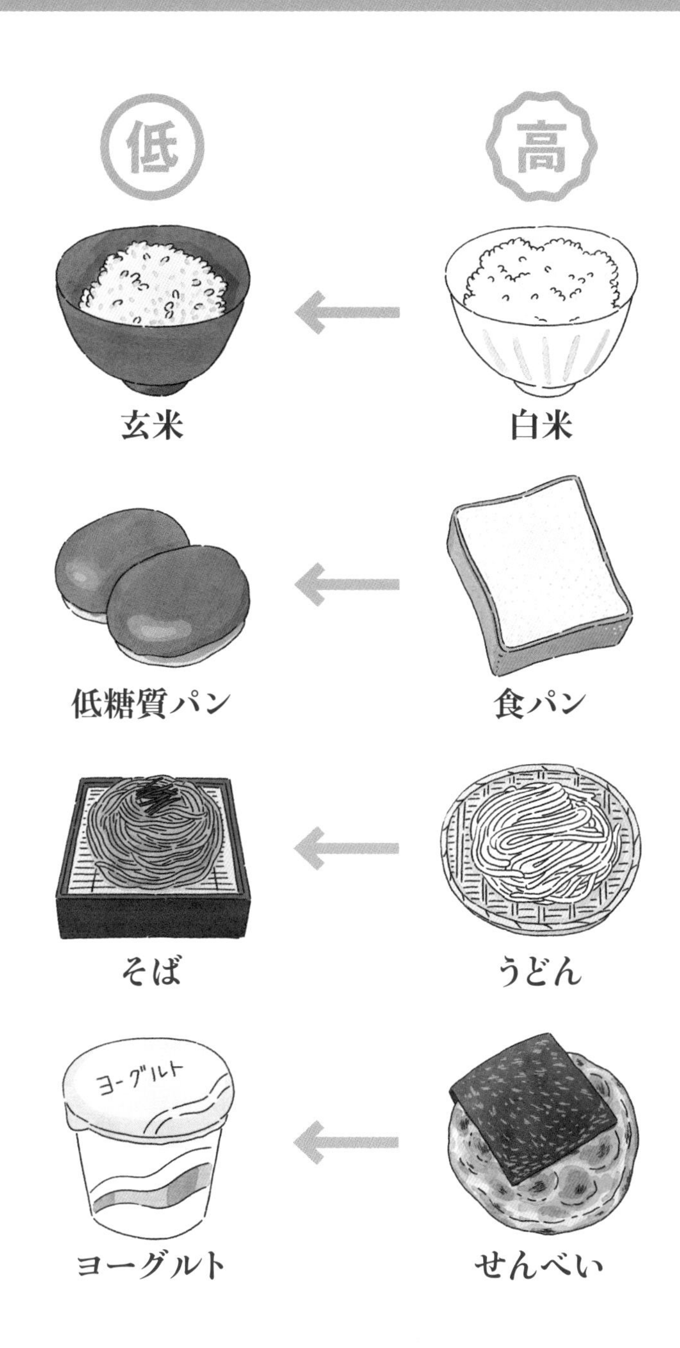

ずるやせ
メソッド②

太らない油をチョイス

脂質を制限しすぎない

極端な脂質制限は、肌荒れや便秘、ホルモンバランスの乱れの元に。1日に大さじ1杯を目安に良い油を摂りましょう。

良質な油を味方に

オメガ3脂肪酸や中鎖脂肪酸などの良い油はダイエットの味方。消化酵素やホルモンを作って内臓脂肪を減らす効果も！

太る油は選ばない

オメガ6脂肪酸・酸化した油・動物性脂肪・トランス脂肪酸は、悪玉コレステロールや内臓脂肪を増やすので要注意。

油はダイエットの敵と思いがちですがそれは大間違い。健康的にやせるサポートをしてくれる良い油は、代謝を活発にして脂肪細胞の増加を抑制してくれます。α-リノレン酸、DHA、EPAなどのオメガ3脂肪酸を含む亜麻仁油、魚油、えごま油や中鎖脂肪酸を含むココナッツオイル、MCTオイル、オメガ9脂肪酸を含むオリーブオイル、米油などはからだに良い油。ただ、いくら良い油でも摂りすぎはNG。1日に大さじ1杯を目安にしましょう。

良質な油を選ぼう！

これを選ぶ！

中鎖脂肪酸（ココナッツオイル、MCTオイルなど）

エネルギーになりやすく、脂肪の燃焼効果を高める効果あり。ココナッツオイルはビタミンEを含んでいるので美容効果も期待。MCTオイルは無味・無臭で使いやすいのが特徴。

オメガ3脂肪酸（亜麻仁油、魚油、えごま油など）

血流改善や血圧を下げる効果がある。亜麻仁油や魚油、えごま油などに含まれていて、特に亜麻仁油は抗酸化作用もあっておすすめ。熱に弱いため魚油を摂るなら刺身がベスト。

オメガ9脂肪酸（オリーブオイル、米油など）

悪玉コレステロール値を下げる効果があり、動脈硬化や高血圧の予防にも。腸の動きを活性化させる作用で便秘予防にも活躍。熱に強いため、揚げ物以外の調理であれば使いやすい。

これは選ばない！

オメガ6脂肪酸

細胞の炎症を促進してしまう作用がある。食べすぎると、脂肪にもなりやすい。普段の食事で自然と摂れてしまうので、過剰にならないよう自分から摂るのは控えること。

酸化した油

揚げてから時間がたったり、何度も揚げたりして酸化してしまった油。酸化した油を摂るとからだも酸化しやすくなり、老化が促進されてしまうことも……。

動物性脂肪

肉に含まれる脂肪。脂身が多い肉を選んでしまうと、過剰摂取になってしまう場合があるため、なるべく脂身の少ない赤身肉を選ぶと良い。

トランス脂肪酸

人工的に固形化された油。人工的に作られているために肝臓で代謝されづらく、蓄積されやすい。代謝される際もビタミン・ミネラルを多く消費してしまうので注意。

ずるやせメソッド❸

何はなくともたんぱく質！

たんぱく質はダイエットに不可欠。たんぱく質の摂取量を増やすことで基礎代謝が上がり、脂肪が燃焼しやすいやせ体質になるからです。さらに肌や髪、爪などの材料でもあるので、美しさを作る土台にもなります。上の計算式から自分に必要な量のたんぱく質を摂りましょう。たんぱく質は肉や魚など動物性のほかに、豆類や植物性のものもあります。なるべく1つの種類に偏らないようにそれぞれの種類を摂れるよう食材を選びましょう。

1日に体重×1・5gが目安

体重60kgの人の場合、60×1・5＝90g。1日90g、1食30gを目安に摂りましょう。足りない分は間食で補うのもOK。

肉と魚は赤身を中心に

赤身の肉や魚は高たんぱくで脂質が少なく低カロリー。肉や魚は100gあたり約20～25gのたんぱく質を含んでいます。

1つの種類に偏らない

肉や魚以外からもたんぱく質を摂りましょう。卵1個は6～10g、納豆1パックは8g、豆腐は100gあたり4～7gほど含みます。

ずるやせメソッド④

食物繊維をプラス

腸を動かして溜めない！

食物繊維を摂り入れると、胃や腸で水分を吸収し、膨らんで腸を刺激。すると腸の蠕動運動を促してスッキリ！

水溶性で吸収を穏やかに

水溶性食物繊維は胃腸内をゆっくり移動し、糖質の吸収をゆるやかに。海藻類、こんにゃく、大麦などに多く含まれます。

不溶性で腸を刺激

不溶性食物繊維は、便のカサ増しとなって腸の動きを刺激。きのこ類、豆類、穀類、ごぼうなどに多く含まれています。

豆類、穀類、野菜、きのこ、海藻などに含まれる食物繊維は2つの種類に分かれます。わかめやこんにゃくなどに含まれる水溶性食物繊維は粘着性があって胃腸内をゆっくりと移動。腹持ちが良く、食べすぎや血糖値の急上昇を防いでくれます。大豆やきのこなどの不溶性食物繊維は、水分を吸って膨らみ、腸を刺激して便通を促してくれます。この2つの種類の食物繊維をバランス良く摂ることが大切です。食物繊維は1日に20g摂れたら合格です！

食べる順番

糖質と脂質の吸収を抑えるために、まずは野菜から食べましょう。食べた順番に吸収されるので、汁物→副菜で食べ始め、炭水化物は最後が理想。野菜の食物繊維は血糖値の上昇を抑えて、インスリン(※1)の分泌を抑制し、脂肪を作りにくくします。

食べる時間

人間のからだは消化と吸収・排出が同時にできないしくみ。だから食事と食事の間隔が2〜3時間と短いと、吸収に全力になり脂肪を燃焼する時間が取れません。ちゃんと消化してから次の食事を摂るためには最低4時間は空けて。そして22時以降の食事は避けましょう。

食べる量

人体のリズムを利用して、時間帯によって食事の量をコントロールしましょう。朝3:昼5:夜2が黄金バランス。朝は徐々に代謝が上がっていくのでたんぱく質が必須。活動量の多い昼は栄養価の高いものを食べてOK。夜は消化にいいものを選びましょう。

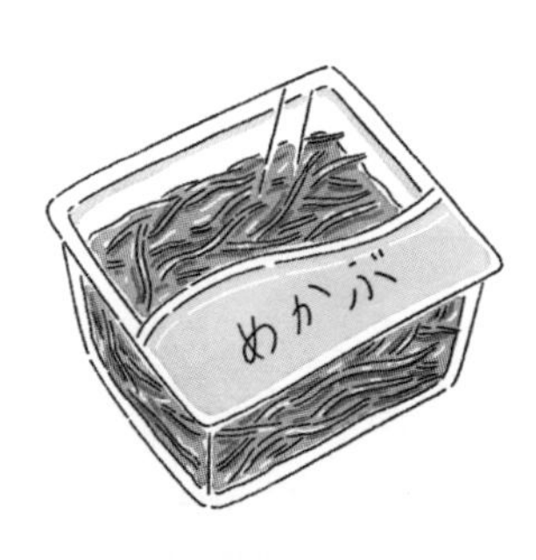

※1 血糖値を下げる作用のあるホルモン。血中の糖分を脂肪に換えて体に溜め込む働きがある。

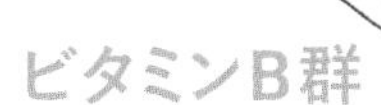

おすすめ栄養素

ビタミンB群
糖質と脂質の代謝に欠かせない栄養素。不足すると脂肪がからだに蓄積されやすくなり、さらに心のストレスにつながることも。

鉄
不足すると代謝と血流が悪くなり、ダイエットの妨げに。ヘモグロビンをしっかりと補える赤身肉や魚がおすすめ。

マグネシウム
ミネラルの中でも不足しやすく、お酒を飲む人はさらにその傾向が強くなる。足りなくなると代謝が落ちてむくみやすくなり、疲れやすくなるので注意。

L-カルニチン
年齢を重ねるごとに体内での生成量が減るため、食べ物から積極的に摂るべき栄養素。加齢で落ちていく基礎代謝を維持する働きも。

中鎖脂肪酸
直接肝臓に届いてエネルギーを作ることができる唯一の油で、脂肪も燃焼しやすくなる。サプリを摂る感覚で毎日飲んでも良し。

ビタミンC
ストレスを感じると大量に消費されるため、ダイエット中は不足しがち。肌荒れや疲労感などの不調を招くため、積極的に補って。

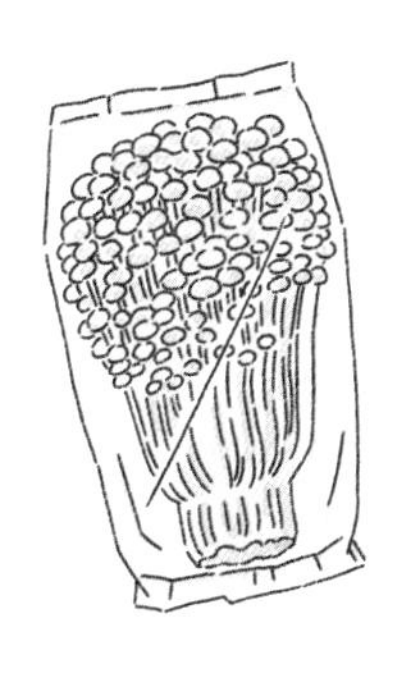

ビタミンD
たんぱく質と一緒に摂ることで筋肉の合成を促しやせやすいからだに。日光浴の時間が短いと体内で生成されにくいため、きのこ類などで補いたい。

亜鉛
飲酒が増えることで不足するので、おつまみで補うと効率的。魚介類や牛肉に含まれているので、酒のお供にぴったり。

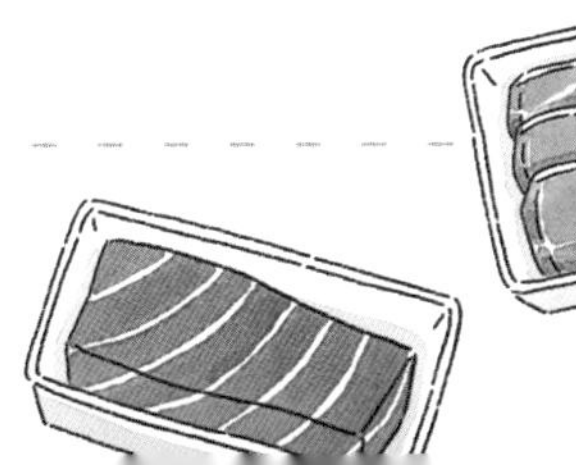

これでやせる！ずるやせメニューの使い方

好きなものを組み合わせて

自炊でもコンビニ飯でも外食でも、生活スタイルに合わせて自由に組み合わせてOK！“ずるやせメソッド”を基本に、食べる量や栄養バランスに気をつけるだけ。食事はおいしく楽しむのが一番！

たまにはごほうびデーも

ダイエットの途中で、代謝が落ちてくることが。そこで体温が下がっていたらごほうびデーを導入。再び代謝をアップさせるため、セーブしていた炭水化物も摂取。週に1日取り入れてOKですが、その後48時間以内は糖質と脂質を抑えて。

便秘になったら献立を見直す

便秘も代謝が下がっているサインです。食事量や水分を極端に減らすと便秘になりやすいので注意。食物繊維やたんぱく質を増やしたり、良質な油をとりいれたりして食生活の見直しをしましょう。

なるべく我慢しない！

ストレスを感じるとストレスホルモンである「コルチゾール」が分泌されます。これが食後にインスリンを過剰に分泌させ、脂肪をつきやすくしてしまうので厄介。しんどくなったら好きな食べ物やお酒を導入して、ストレスを解消しましょう！

1日のメニュー例

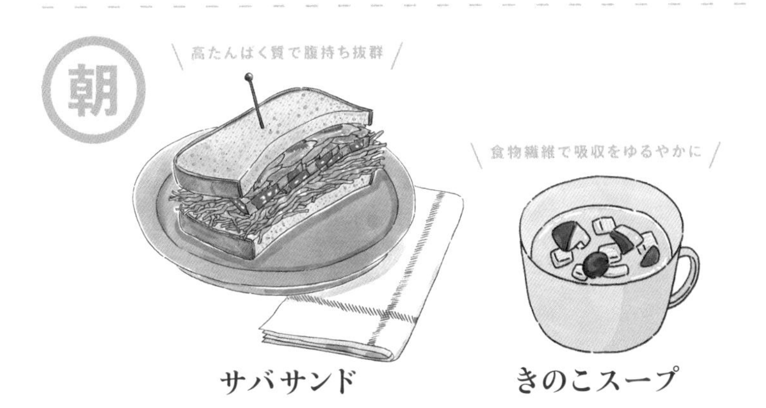
朝
高たんぱく質で腹持ち抜群
サバサンド
食物繊維で吸収をゆるやかに
きのこスープ

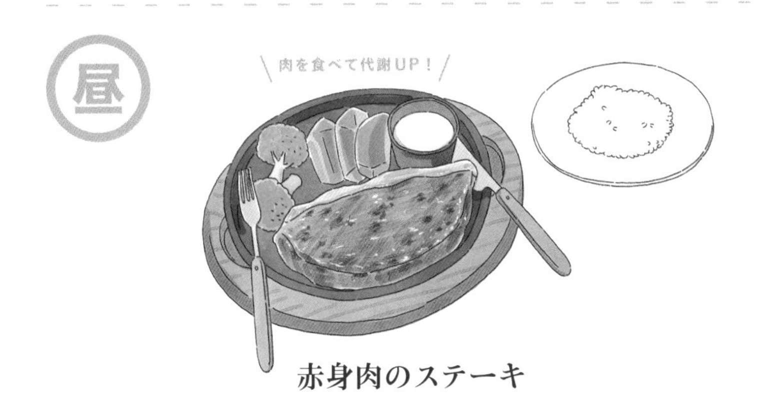
昼
肉を食べて代謝UP！
赤身肉のステーキ

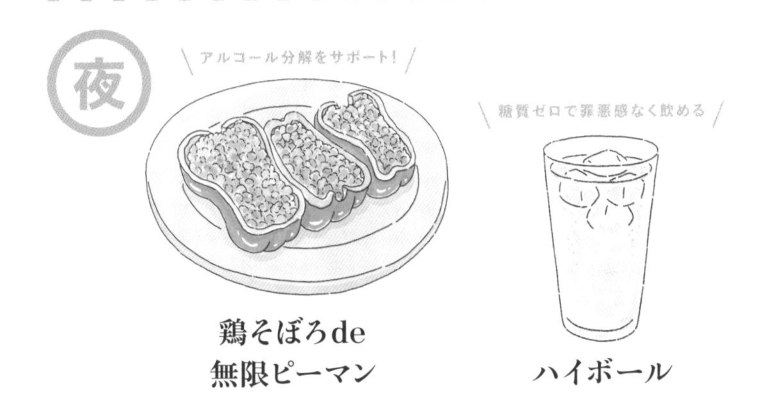
夜
アルコール分解をサポート！
鶏そぼろde
無限ピーマン
糖質ゼロで罪悪感なく飲める
ハイボール

ゆるく落とす！

ずるやせプランの立て方

目標体重の目安

適正体重

(身長【m】)^2×22

＝□kg

美容体重

(身長【m】)^2×20

＝□kg

例：身長158cmの場合　適正体重　(1.58)^2×22＝約55kg
美容体重　(1.58)^2×20＝約50kg

ダイエットをしていくうえで目標を決めることは大切です。その一つの目安になるのが体重。適性体重はＢＭＩ指数（身長と体重から算出される肥満度）を22で計算していますが、やや重く感じるかもしれません。美容体重は健康を保ちつつ見た目がスッキリするといわれる体重。ただ体重はあくまで一つの指標。数値の参考にする程度で囚われすぎないようにしましょう。健康を保つために、ＢＭＩは18・5以下にはならないよう注意してください。

3カ月のゆるっとプラン

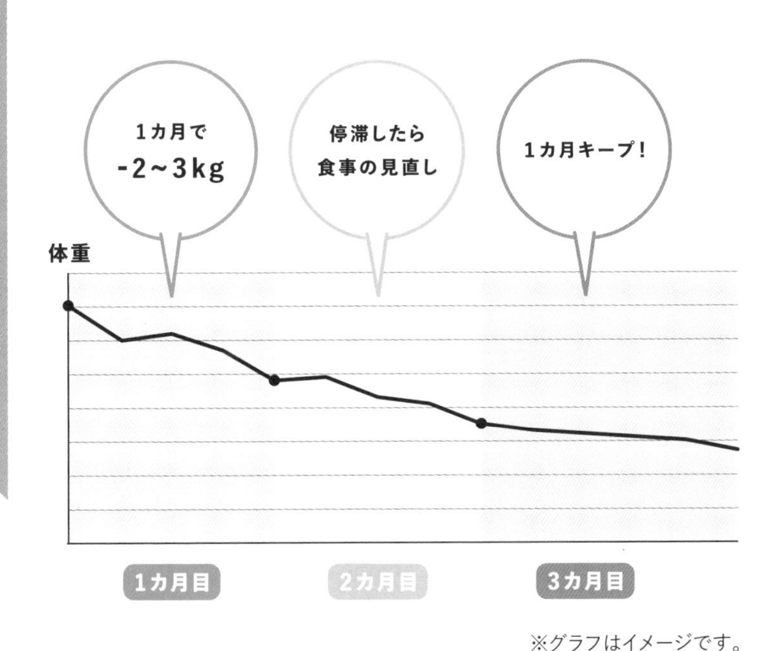

※グラフはイメージです。

人間のからだのサイクルはおよそ3カ月周期。だからこの期間内にゆっくりとやせていけば、リバウンドしにくい状態を定着させることができます。1カ月で2～3kg程度のペースで落としていけば、半年で10kgやせることも。最初は2～3kg落ちたあたりで一度停滞します。そこでごほうびデーの採用や、食事の見直しを。焦らずメソッドに従って、2カ月間は続けていくのがポイント。その後の1カ月は落とした体重をキープする期間。この期間にしっかりキープすることが、リバウンド防止につながります。短期間の激やせを目指さず、ゆるくずるく続けることが大切です。

本書の使い方

材料について

- 材料は2人分です。栄養価、イラストは1人分になっています。
- 計量の単位は大さじ1＝15㎖、小さじ1＝5㎖です。
- 特定の表記がない場合、塩は「精製塩」、醤油は「濃口醤油」、酢は「穀物酢」、オリーブオイルは「エクストラバージンオリーブオイル」、だしは「顆粒だし」、めんつゆは「3倍濃縮」を使用しております。

レシピについて

- レシピの工程において食材を洗う、皮をむく、ヘタ・タネを取る、きのこの石づきを除くといった作業は省略しております。
- 電子レンジの加熱時間は600Wの場合の目安です。500Wの場合は1.2倍の時間で加熱してください。機器によっても加熱時間が変わるため、様子を見つつ調整してください。
- 火加減は指定がない場合は、中火の設定です。火加減や加熱時間については様子を見て適宜調整してください。

栄養価・その他について

- メニューページにある ＝朝、＝昼、＝夜、＝おやつは、おすすめの時間帯を表しています。
- 栄養価は目安です。使う食材、商品によって変わります。Chapter3の栄養価は、既存の商品を参考にした平均的な数値、Chapter4の栄養価は一人前の材料を仮定して算出した数値です。あくまで大体の目安として参考にしていただき、正確な数値は商品のパッケージや飲食店のメニューなどでご確認ください。
- イラストはイメージです。Chapter3、4で紹介しているメニューは特定の商品を表すものではありません。

※本書で紹介するダイエットの効果には個人差があります。
※妊娠中の方、持病をお持ちの方、現在通院されている方は、医師と相談のうえ、無理のない範囲で行ってください。
※体調がすぐれない場合は、無理をせず中止してください。

chapter 2

たった3ステップでおいしい
ずるやせごはん

これがずるやせごはん

忙しい朝に疲れた夜に、手間いらずでちゃんとおいしい。
たった3ステップ（時には2ステップ）のレシピで、
ダイエットとキレイをサポートします。
ずるやせメソッドを参考に、
糖質や脂質、たんぱく質、食物繊維のバランスを考えて、
1日の献立を組み立てましょう！

Morning
忙しい朝でも手軽に
エネルギーチャージ！

ヘルシーホットドッグ

きのこで
デトックス効果

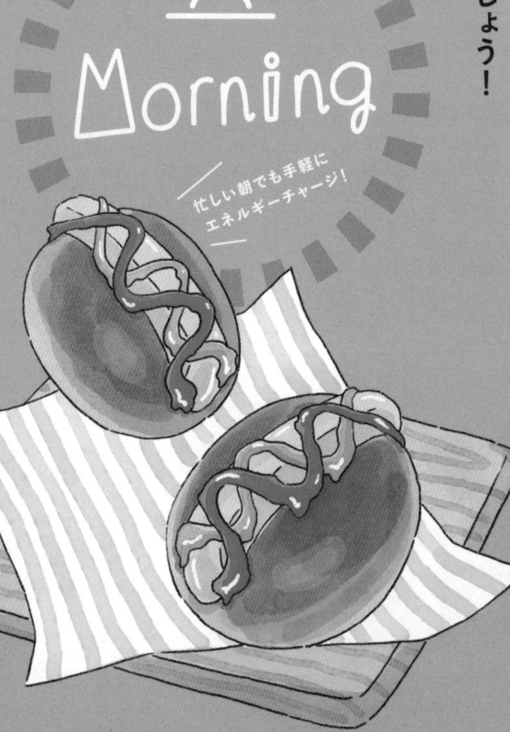

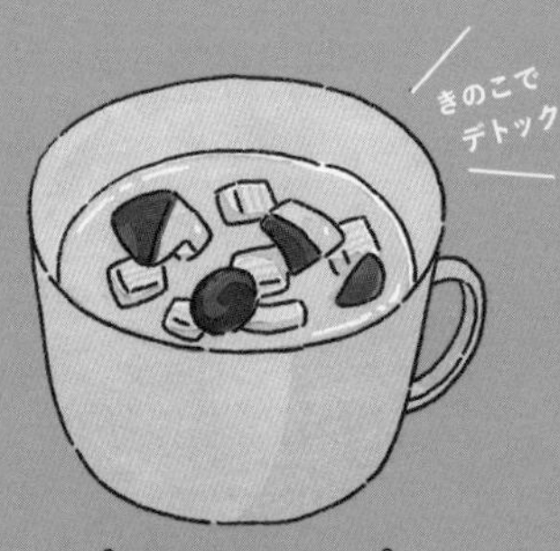

きのこスープ

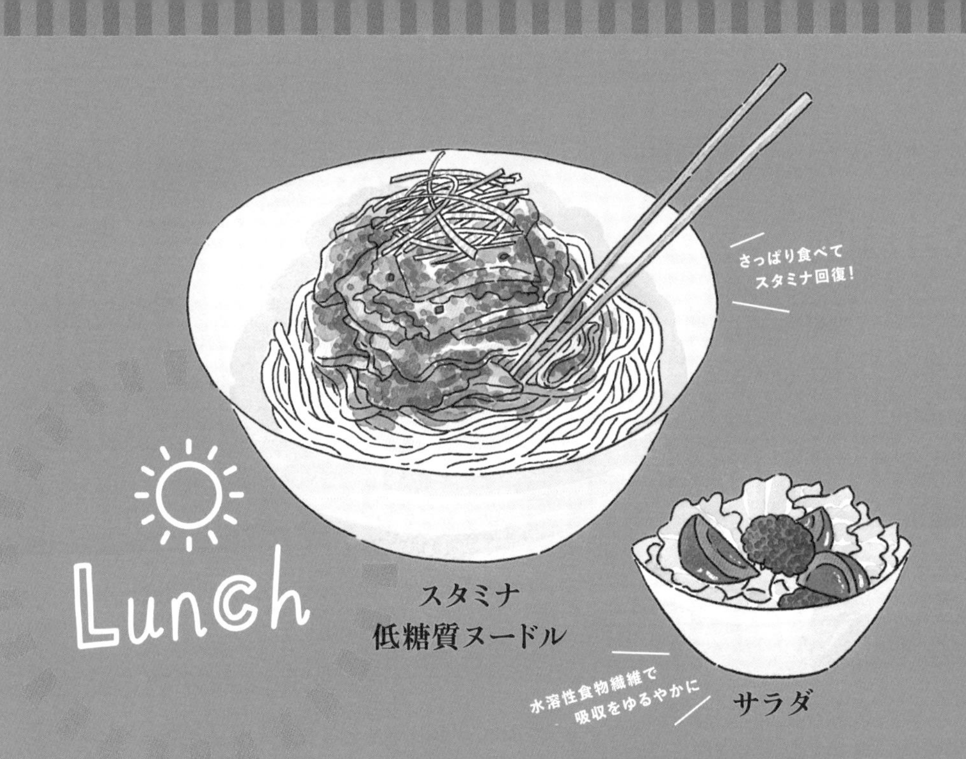
さっぱり食べて
スタミナ回復！
Lunch
スタミナ
低糖質ヌードル
水溶性食物繊維で
吸収をゆるやかに
サラダ

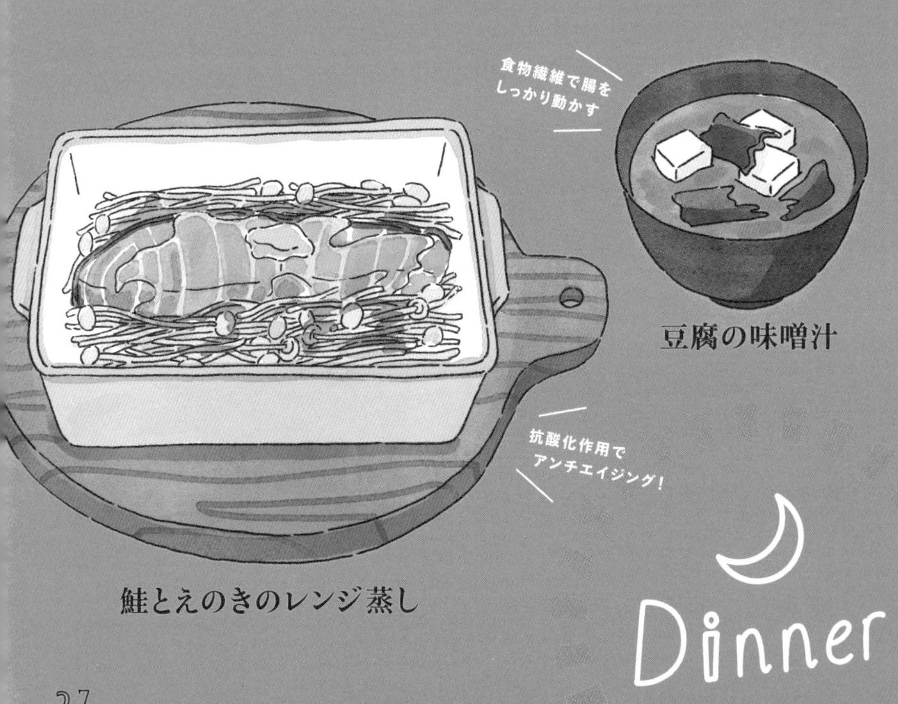
食物繊維で腸を
しっかり動かす
豆腐の味噌汁
抗酸化作用で
アンチエイジング！
鮭とえのきのレンジ蒸し
Dinner

迷ったらこれ！ずるやせ食材の選び方

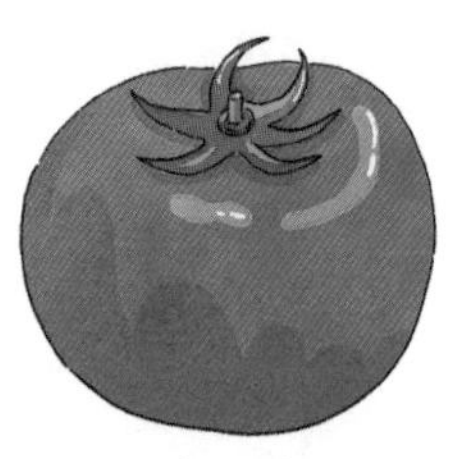

トマトに含まれるリコピンには脂肪燃焼効果や抗酸化作用が！　またビタミンCやビタミンAも豊富なため、美肌効果も期待できます。

トマト

低カロリーなのにβグルカンや食物繊維、ビタミンB1、B2、Dなどダイエットにうれしい栄養素の宝庫。デトックスにも効果的！

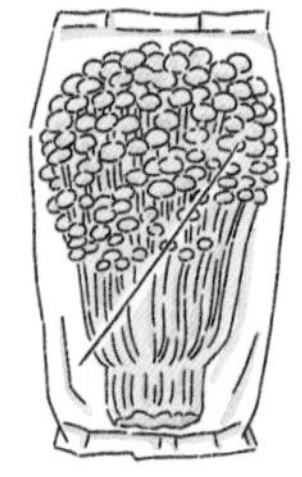

えのき

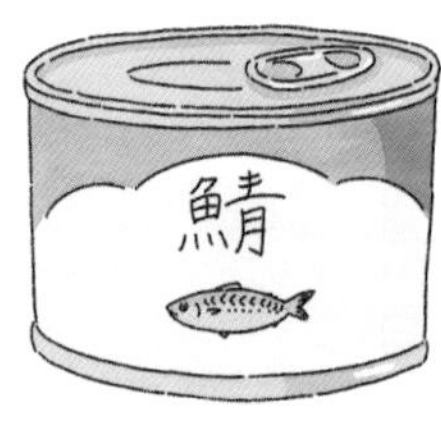

サバに含まれるオメガ3脂肪酸は脂肪がつきにくい油。食欲を抑えて血糖値の上昇をゆるやかにするDHAやEPAで細胞からやせ体質に。

サバ缶

食物繊維とビタミンC以外の栄養素を網羅した完全栄養食。しかも低カロリー！　調理するなら半熟がおすすめ。1日2個までが目安。

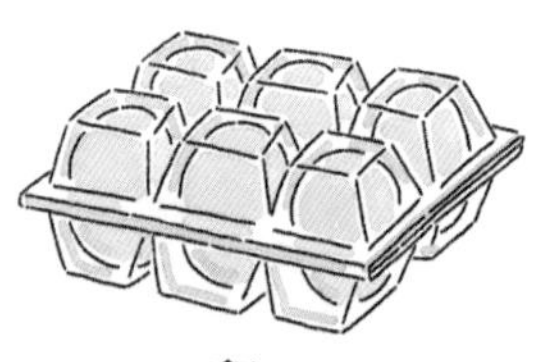

卵

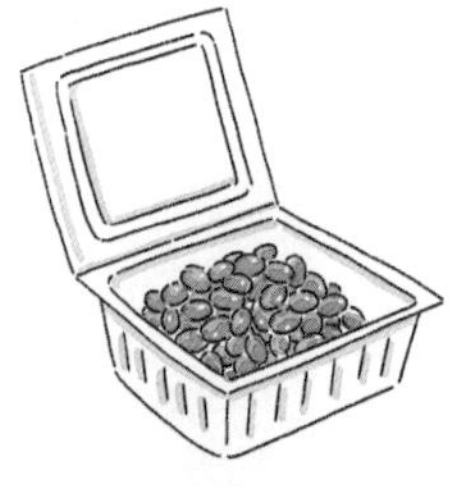

エネルギーの代謝を促すビタミンB群、腸内デトックスを促す納豆菌などを含むダイエットの強い味方。1日1～2パックを目安に。

納豆

ずるやせメソッドに登場するスタメンともいうべき食材は、買っておけば毎日の献立に大活躍。
ヘルシーなだけではなく、おいしく食べて栄養もしっかり摂れる頼もしさ。
冷蔵庫に常備しておけば、何にでも合わせて調理できる優秀な食材たちです。

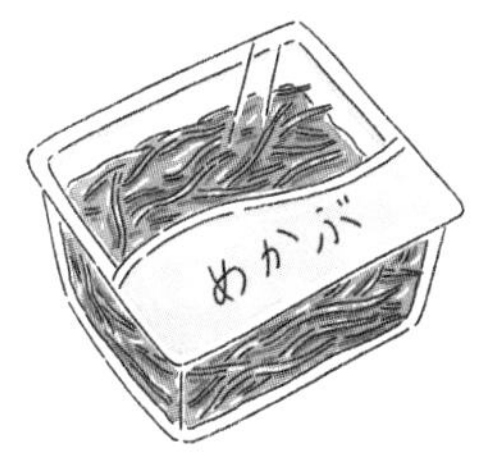

めかぶ

めかぶのぬめりの元となるフコイダンは水溶性食物繊維の一種。腸内で善玉菌を増やして腸内環境を改善し、免疫力をアップします。

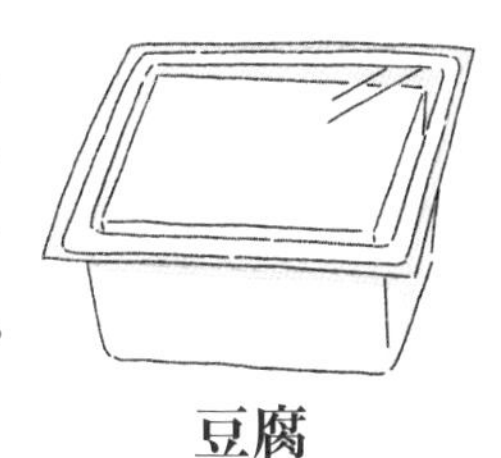

豆腐

低カロリー・低糖質なのにたんぱく質、ビタミンB群が豊富。加えてイソフラボンによる脂肪を減らす効果も。消化が良く夜におすすめ。

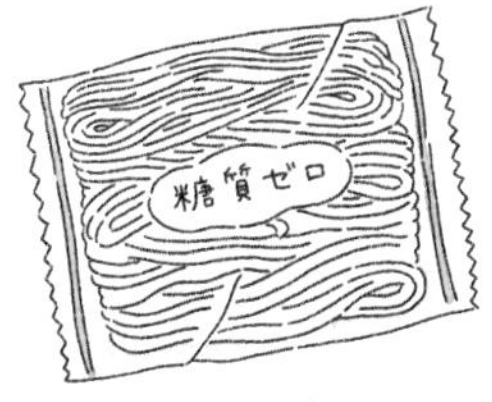

低糖質麺

豆やこんにゃくで作られた低糖質の麺。植物性たんぱく質や食物繊維が強化され、ダイエット中でも罪悪感なく食べられます。

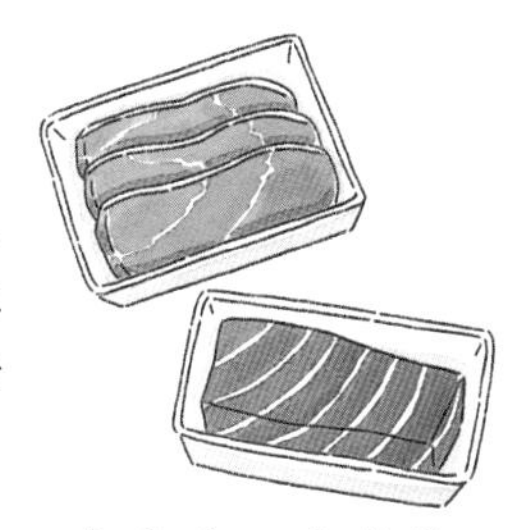

赤身肉・赤身魚

ダイエットに大切な基礎代謝は、筋肉量に比例。そこで筋肉の元となる赤身肉や魚がカギに。脂肪を燃やすL-カルニチンも豊富です。

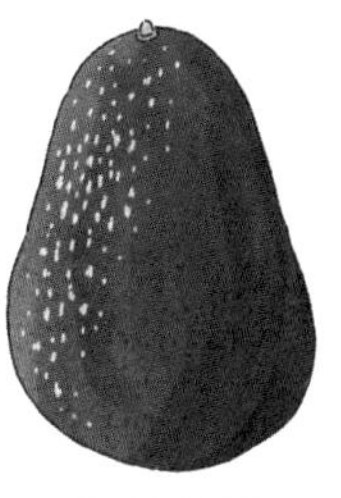

アボカド

ビタミン類が豊富なうえ、脂肪を分解・燃焼するオレイン酸や食物繊維も含む万能食。カロリーはやや高めなので食べすぎは注意。

忙しい朝でも超手軽に高たんぱく！

サバサンド

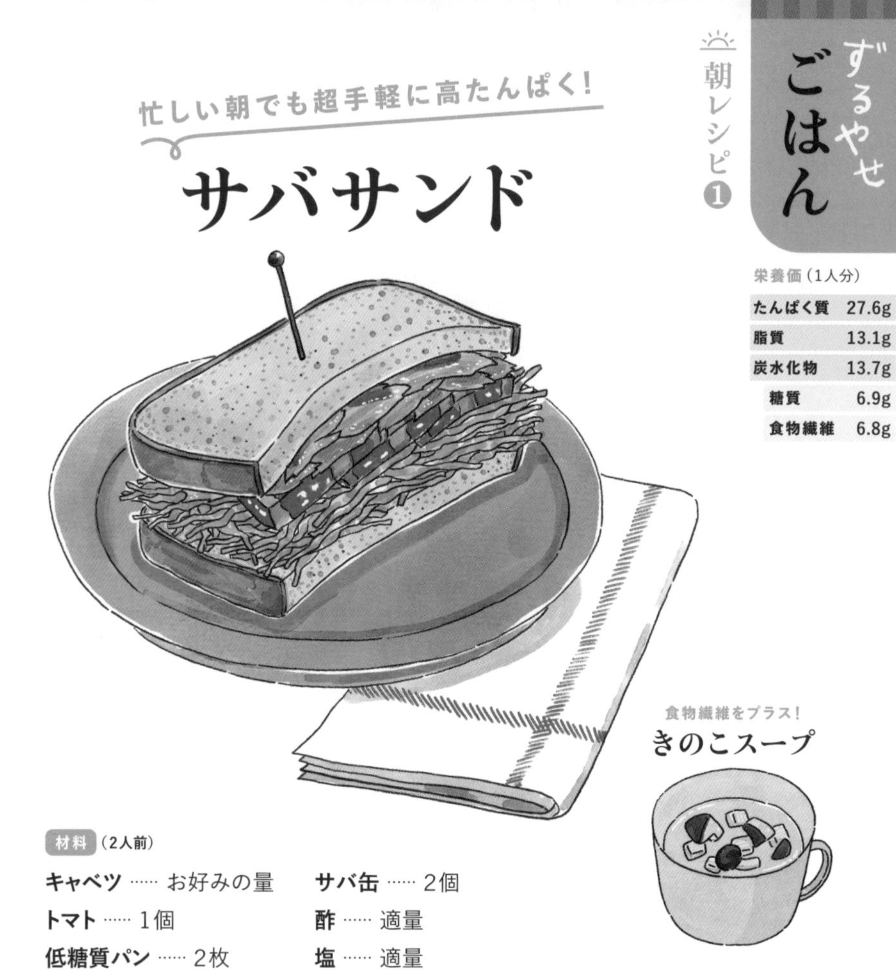

栄養価（1人分）

たんぱく質	27.6g
脂質	13.1g
炭水化物	13.7g
糖質	6.9g
食物繊維	6.8g

食物繊維をプラス！

きのこスープ

材料（2人前）

キャベツ …… お好みの量
トマト …… 1個
低糖質パン …… 2枚
サバ缶 …… 2個
酢 …… 適量
塩 …… 適量

作り方

1：**キャベツ**、**酢**、**塩**を混ぜて**酢キャベツ**を作る。**トマト**は輪切りにする。

2：**パン**に**酢キャベツ**、**トマト**、ほぐした**サバ**をのせて挟む。

3：食べやすく切る。

Point

食べ応えもダイエット効果も大満足！

サバのオメガ3脂肪酸に含まれるEPAは、食欲を抑制し血糖値の上昇も抑えてくれます。簡単な調理で腹持ちもいいので忙しい朝にもぴったり。最近はサバ缶の種類も豊富なので、違う味を選ぶと飽きのこない一品に。中の野菜も自分好みにアレンジしてみてください。

朝レシピ❷

朝からしっかり食べたいときに

きのことツナのオムレツ

栄養価（1人分）

たんぱく質	18.6g
脂質	14.6g
炭水化物	3.1g
糖質	2.1g
食物繊維	1.0g

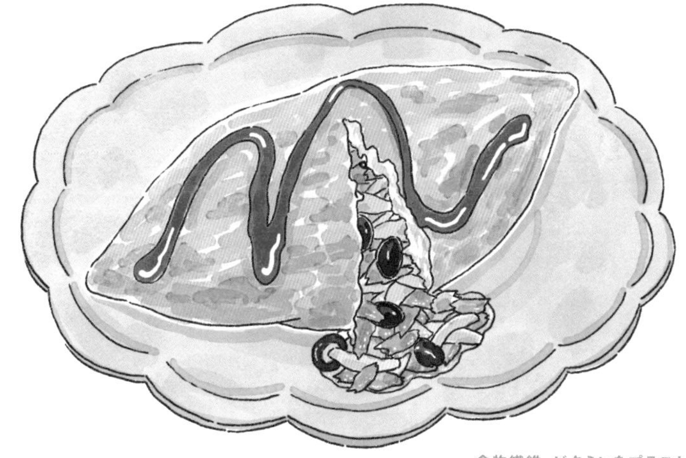

食物繊維・ビタミンをプラス！

ミネストローネスープ

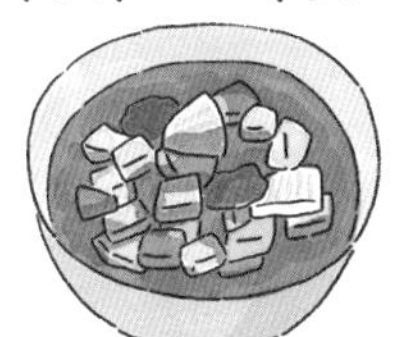

材料（2人前）

しめじ …… 50g
卵 …… 4個
ツナ缶 …… 1個
塩、コショウ …… お好みの量
オリーブオイル …… 小さじ2
ケチャップ …… お好みの量

作り方

1：**しめじ**をほぐしたらレンジで約3分加熱する。

2：**卵**を溶いて塩、コショウを加え、**オリーブオイル**をひいたフライパンに流し入れる。半熟になったら**しめじ**と**ツナ**をのせて**卵**で包む。

3：形を整えてお皿にのせ、お好みでケチャップをかける。

Point

安心の低カロリー食材でデトックス！

ツナはノンオイルをチョイスすれば50カロリーと低カロリーなのに、たんぱく質は10〜15gも摂れる優秀な食品。同じく低カロリーなきのこは、βグルカンや食物繊維、ビタミンB_1、B_2、Dが豊富でデトックス効果を促進！ 一緒に食べるなら野菜のスープやサラダで水溶性食物繊維をプラス。

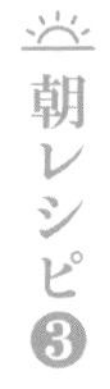

片手で食べられる高たんぱく朝食

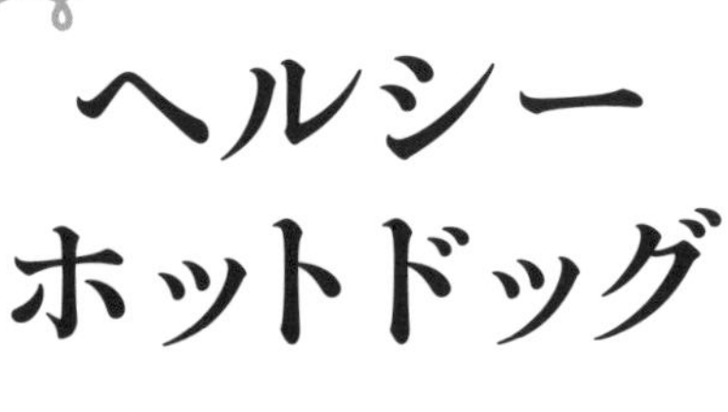

ヘルシーホットドッグ

栄養価（1人分）	
たんぱく質	25.3g
脂質	7.0g
炭水化物	17.0g
糖質	6.0g
食物繊維	11.0g

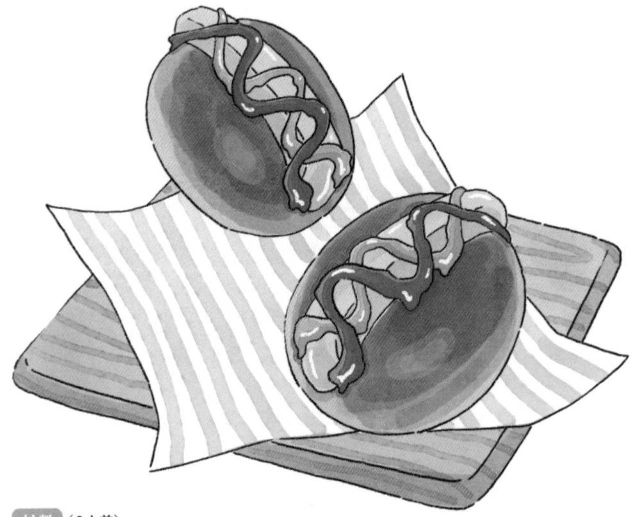

食物繊維をプラス！

きのこスープ

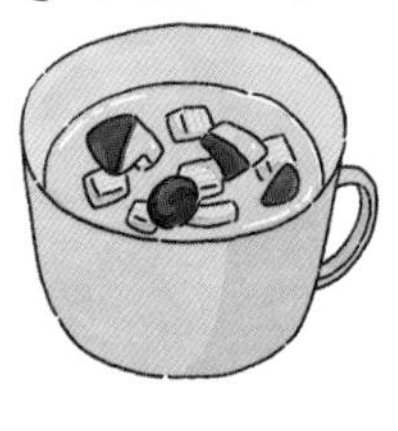

材料（2人前）

- **サラダチキンスティック** …… 2本
- **低糖質パン**（丸い形）…… 4つ
- **ケチャップ** …… お好みの量
- **マスタード** …… お好みの量

作り方

1：**サラダチキンスティック**は半分に切り、電子レンジで約1分加熱する。

2：**低糖質パン**は両面を軽くトースターで焼き、真ん中に切れ目を入れる。

3：**サラダチキンスティック**を**パン**に挟んで、お好みの量で**ケチャップ**と**マスタード**をかける。

Point

スティックタイプのサラダチキンをアレンジ

低カロリーで高たんぱく、腹持ちもいいサラダチキンを、低糖質パンでサンド。キャベツやレタスを挟むか、スープやサラダを付けて食物繊維をプラスするのもおすすめです。ささっと作れるのにしっかり食べ応えもあって、朝ごはんにぴったり。

朝レシピ④

定番だけど栄養がたっぷり

ハムエッグ

栄養価（1人分）

たんぱく質	15.9g
脂質	17.1g
炭水化物	0.8g
糖質	0.8g
食物繊維	0.0g

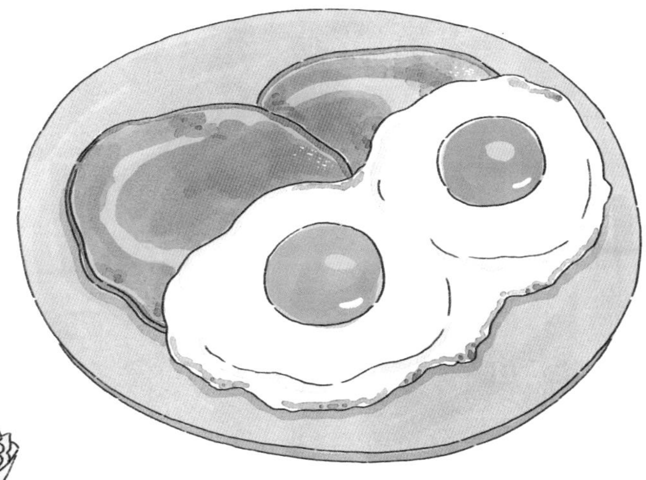

食物繊維をプラス！

サラダ

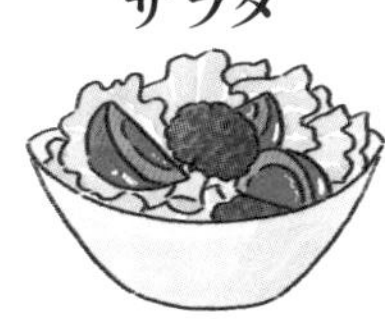

材料（2人前）

ロースハム …… 4枚
卵 …… 4個
オリーブオイル …… 小さじ2
塩、コショウ …… お好みの量

作り方

1：熱したフライパンに**オリーブオイル**をひいて、**ロースハム**、**卵**を入れ**塩**、**コショウ**をふる。

2：蓋をして約1分加熱する。

Point

朝の鉄板メニューが実はダイエットの味方

完全栄養食といわれている卵は、食物繊維やビタミンC以外の栄養素を全て含んでいます。特に黄身に含まれるオレイン酸は、悪玉コレステロールを減らす働きもあり、血流を整えてくれます。低脂肪のハムと調理すれば良質なエネルギー源に！

スタミナをつけたいときに!

スタミナ低糖質ヌードル

栄養価（1人分）

たんぱく質	22.1g
脂質	19.4g
炭水化物	14.5g
糖質	2.3g
食物繊維	12.2g

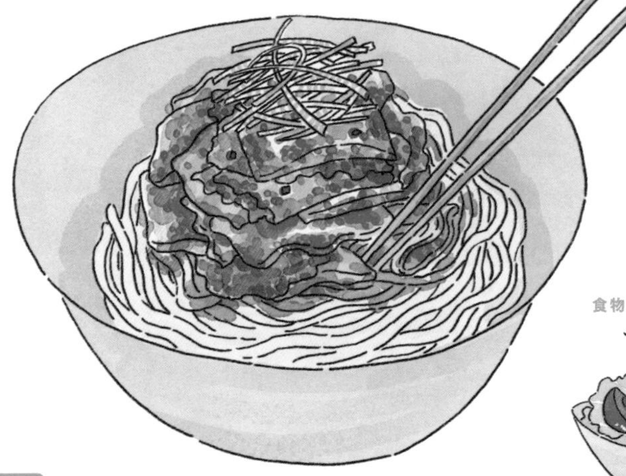

食物繊維をプラス!
サラダ

材料（2人前）

豚ロース薄切り …… 200g
キムチ …… 100g
長ネギ …… お好みの量
白だし …… 大さじ2
低糖質麺 …… 2袋

作り方

1：**豚肉**を食べやすい大きさに切る。お好みの量の**長ネギ**を斜め薄切りにする。

2：耐熱皿に**豚肉**と**白だし**を一緒に入れて電子レンジで約1分半加熱。

3：**低糖質麺**の水を切って器に盛り、加熱した**豚肉**と**キムチ**、**長ネギ**をのせる。

Point

疲れたときにさっぱりスタミナチャージ!

豚肉に含まれるビタミンB_1とキムチや長ネギに含まれるアリシンには疲労回復・糖質代謝アップ効果があります。疲れているときや食欲がないときでもさっぱり食べられて、スタミナもしっかり回復!

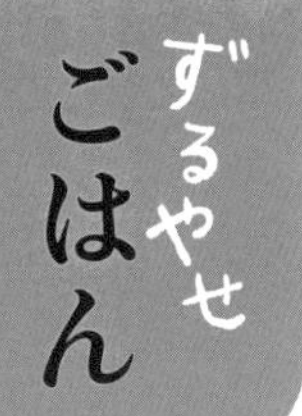

昼レシピ②

レンジだけで栄養満点ずぼら飯

ヘルシーオムライス

栄養価（1人分）

たんぱく質	24.9g
脂質	11.8g
炭水化物	41.2g
糖質	39.5g
食物繊維	1.7g

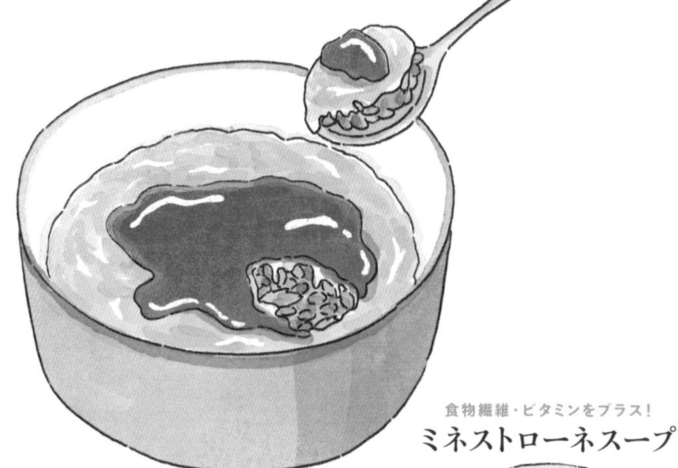

食物繊維・ビタミンをプラス！

ミネストローネスープ

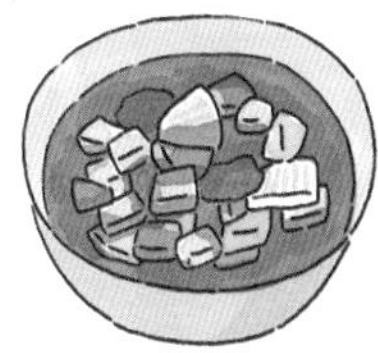

材料（2人前）

玄米 …… 200g
ツナ缶 …… 2個
スライスチーズ …… 2枚
卵 …… 2個
ケチャップ …… 大さじ2

作り方

1. 耐熱皿に炊いた**玄米**、**ツナ**、**ケチャップ**を入れて混ぜる。
2. **スライスチーズ**を、ごはんを覆うようにかぶせ、**溶き卵**を流し込む。
3. 電子レンジで約1分半加熱し、お好みの量の**ケチャップ**をかけてできあがり。

Point

火を使わないヘルシーなオムライス

玄米にはミネラルやビタミンが豊富に含まれていて、ダイエットに必須の代謝をサポート！　玄米が苦手な人は白米とブレンドするのもOKです。卵でたんぱく質もしっかり摂れるだけでなく、チーズに含まれるビタミンB_2は脂肪の燃焼もサポートしてくれます。

さっぱり食べられて栄養満点！

サバトマトつけ麺

栄養価（1人分）

たんぱく質	22.9g
脂質	21.0g
炭水化物	16.6g
糖質	4.7g
食物繊維	11.9g

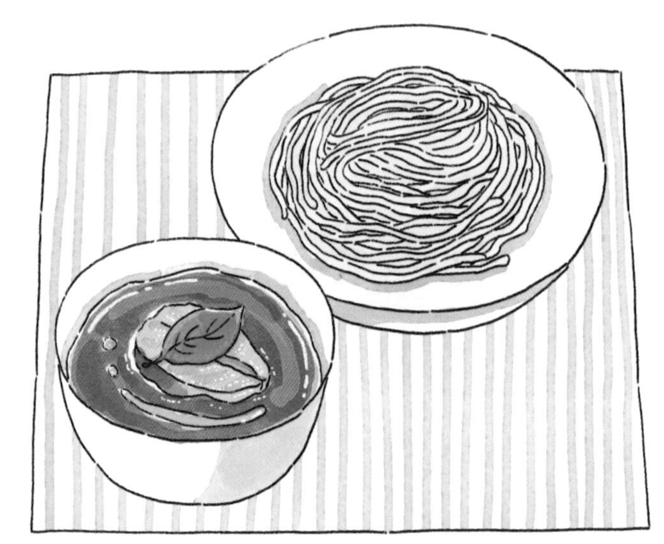

食物繊維をプラス！

サラダ

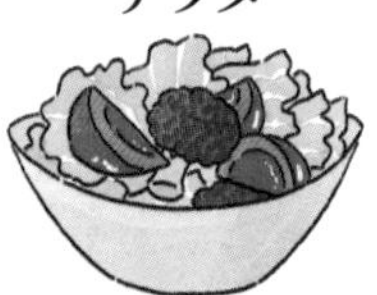

材料（2人前）

低糖質麺 …… 2袋
トマトジュース …… 300㎖
サバ水煮缶 …… 1缶
塩 …… 少々
オリーブオイル …… 大さじ1＋小さじ2
バジル …… お好みで

作り方

1：**低糖質麺**は水を切っておく。

2：**トマトジュース**、**サバ缶の汁**、**塩**を混ぜ合わせる。

3：2に**サバ**を入れ、**オリーブオイル**をたらし、お好みでバジルを添えてできあがり。

Point

低糖質麺×トマトジュースで冷製パスタ風

ダイエット好適食のサバとトマトを合わせた最強メニュー。トマトに含まれるリコピンは、オリーブオイルと一緒に摂取すると、相乗効果でコレステロール値が下がりやすくなります。麺は低糖質麺やこんにゃく麺、豆腐麺などから好きなものを選びましょう。

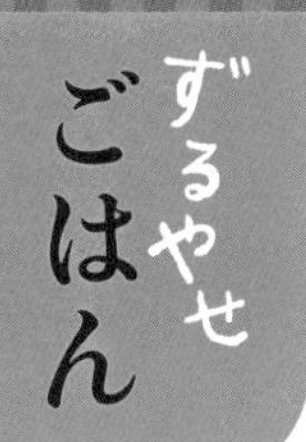

昼レシピ④

罪悪感なくもりもり食べられる

コブサラダ

栄養価（1人分）

たんぱく質	23.9g
脂質	24.0g
炭水化物	14.3g
糖質	7.1g
食物繊維	7.2g

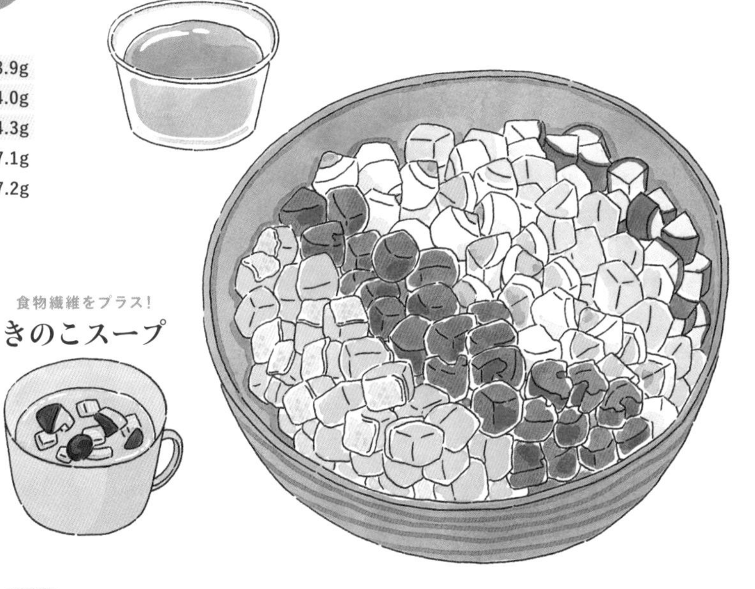

材料（2人前）

サラダチキン …… 125g
トマト …… 1個
きゅうり …… 1本
アボカド …… 1個
ゆでたまご …… 2個

作り方

1：**サラダチキン**、**トマト**、**きゅうり**、**アボカド**、**ゆでたまご**をそれぞれ1cm角に切る。

2：切った材料をお皿に盛りつける。

3：**お好みのドレッシング**をかけてできあがり。

Point

もりもり食べてむくみがスッキリ！

サラダチキンと卵でたんぱく質が摂れて、さらに野菜で食物繊維も摂れるバランスに優れたひと皿。アボカドときゅうりに含まれるカリウムは、からだに溜まった余分な塩分を排出する効果があり、むくみもとれて、血圧コントロールにも有効です。

罪悪感なくカレーが食べられる!

カレーうどん風

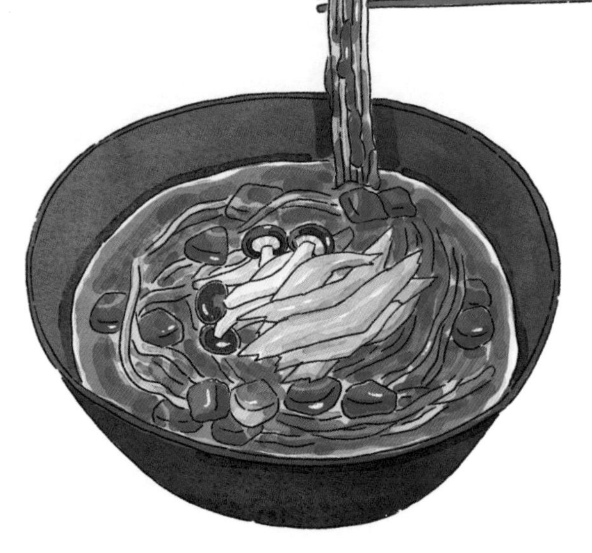

栄養価（1人分）

たんぱく質	29.8g
脂質	6.0g
炭水化物	24.5g
糖質	8.5g
食物繊維	16.0g

たんぱく質をプラス!
ゆでたまご

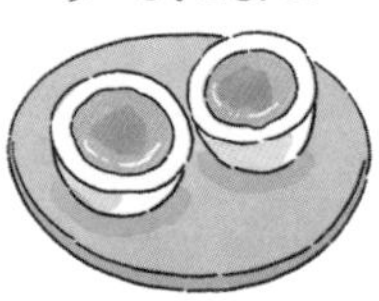

材料（2人前）

低糖質のレトルトカレー（缶詰もOK）…… 400g
しめじ …… 100g
ほぐしサラダチキン …… 160g
低糖質麺 …… 2袋

作り方

1：**レトルトカレー**、**しめじ**、**サラダチキン**を耐熱皿に入れ、電子レンジで約2分加熱する。

2：水を切った**低糖質麺**を電子レンジで約2分加熱し、ザルで再度水を切る。

3：どんぶりに**低糖質麺**を入れ、その上に**カレー**をかける。

Point

ダイエット中でも食べられるカレー

サラダチキンでたんぱく質を摂りつつ、しめじで食物繊維も補える栄養満点のカレーうどん。サラダチキンでもの足りないときは、豚肉に変えてもOK。麺に飽きたら炒った豆腐でカレーライス風もおすすめ。

昼レシピ⑥

ダイエット中でもお肉が食べたい！

ヘルシーハンバーグ

栄養価（1人分）

たんぱく質	21.7g
脂質	18.5g
炭水化物	5.6g
糖質	4.1g
食物繊維	1.5g

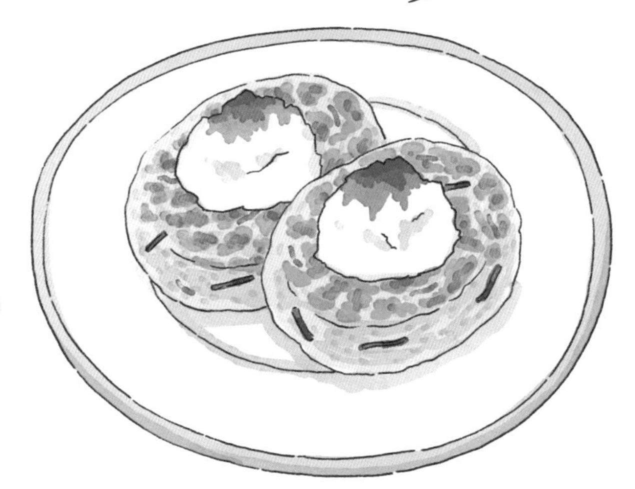

β-カロテンで免疫力アップ！

キャロットラペ

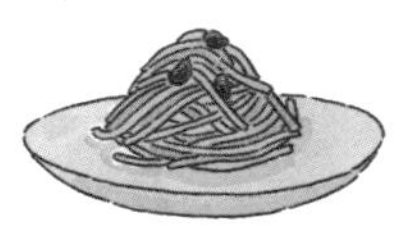

材料（2人前）

木綿豆腐 …… 100g
玉ねぎ …… 100g
大葉 …… 4枚
鶏ひき肉 …… 200g
オリーブオイル …… 小さじ2
塩、コショウ …… 少々
大根おろし …… お好みの量
ポン酢 …… お好みの量

作り方

1：**豆腐**は重しをのせて水を切っておく。**玉ねぎ**はみじん切り、**大葉**は千切りにする。

2：ボウルに**鶏ひき肉**、**豆腐**、**玉ねぎ**、**大葉**、**塩**、**コショウ**を入れ、粘り気が出るまで混ぜる。

3：平たい丸型に成形し、**オリーブオイル**をひいたフライパンで約7分ほど焼き、お皿に盛りつけたら、お好みで**大根おろし**や**ポン酢**をのせる。

Point

鶏ひき肉ならハンバーグだってOK！

鶏ひき肉と木綿豆腐を混ぜ合わせた満足感の高い一品。鶏ひき肉は脂質が少ないので、ダイエット中でも安心して食べられます。木綿豆腐でかさ増しすれば、高たんぱくで食べ応えも十分。おろしポン酢など、さっぱり食べるのがおすすめ。

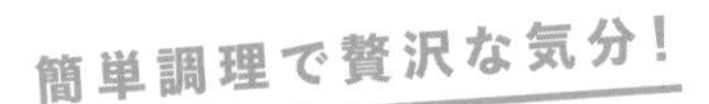

超簡単ローストビーフ

栄養価（1人分）

たんぱく質	19.6g
脂質	12.6g
炭水化物	0.9g
糖質	0.9g
食物繊維	0.0g

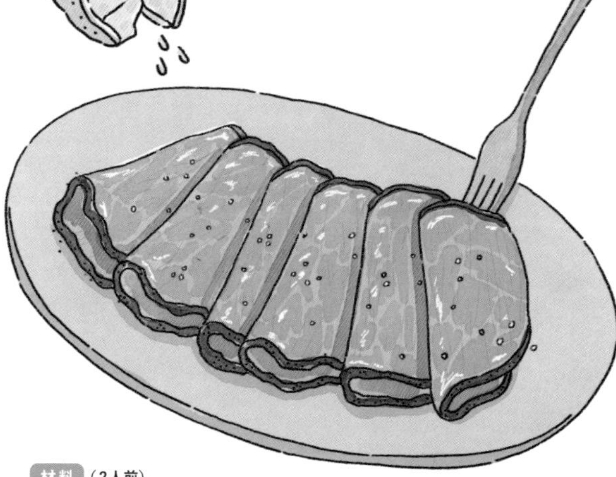

ビタミンCをプラス！
カプレーゼ

材料（2人前）

- **牛モモ肉のブロック**…… 200g
- **塩、コショウ**（ハーブソルトでもOK）…… 小さじ1弱
- **オリーブオイル**…… 小さじ2
- **レモン汁**…… お好みの量

作り方

1. キッチンペーパーで軽く**牛肉**の水分を拭きとり、**塩、コショウ**をまんべんなくすり込む。
2. フライパンに**オリーブオイル**をひき、表面を各面約1分半焼き、蓋をして約1分弱火にかける。
3. アルミホイルで二重に包み、粗熱がとれるまで約1時間放置したら、お好みの厚さに切り分けて**レモン汁**、**塩**、**コショウ**（分量外）をかける。

Point

赤身肉でカロリーダウン&鉄分補給

牛の赤身肉は低糖質なだけでなく、高たんぱく、鉄分豊富とダイエットにうれしい要素が満載。さらにレモン汁のビタミンCと一緒に摂ることで、栄養素の吸収率がUP！ 味付けは塩、コショウでさっぱりいただくのがおすすめ。

夜レシピ❶

シンプルな味付けで飽きない！

鶏胸肉の塩麹焼き

栄養価（1人分）

たんぱく質	37.1g
脂質	7.0g
炭水化物	7.0g
糖質	7.0g
食物繊維	0.0g

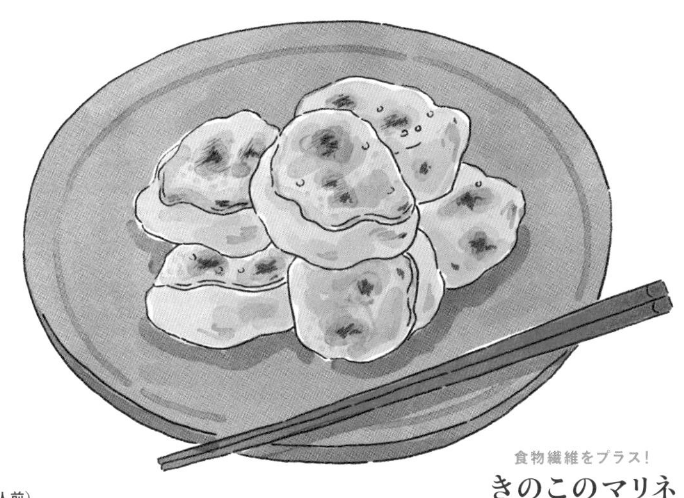

食物繊維をプラス！

きのこのマリネ

材料（2人前）

鶏胸肉 …… 300g
塩麹 …… 大さじ2
オリーブオイル …… 小さじ2

作り方

1. **鶏胸肉**を一口大に切る。
2. ポリ袋に**鶏胸肉**と**塩麹**を入れて揉み込み、30分以上置いておく。
3. フライパンに**オリーブオイル**をひき、火が通るまで約7分焼き、皿に盛りつける。

Point

発酵食品を味方につけて溜まりにくい体質に

鶏胸肉は高たんぱくで脂質も少ないのでダイエットの強い味方です。塩麹にはエネルギー代謝を助けるビタミンB群も豊富。たんぱく質の分解もサポートするため、肉を柔らかく、ジューシーにする効果もあります。塩麹には野菜を漬けておくのもおすすめ。

抗酸化作用で免疫力もアップ！

鮭とえのきのレンジ蒸し

栄養価（1人分）

たんぱく質	24.3g
脂質	8.4g
炭水化物	5.2g
糖質	3.2g
食物繊維	2.0g

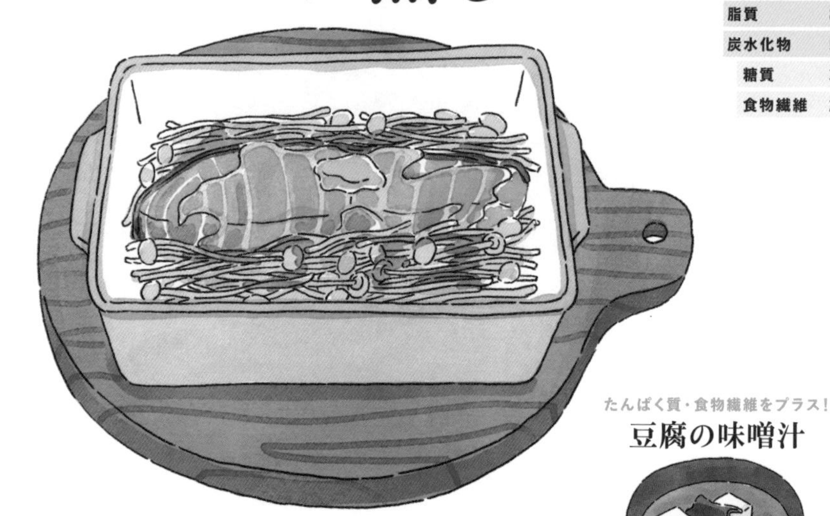

たんぱく質・食物繊維をプラス！
豆腐の味噌汁

材料（2人前）

えのき……1袋
鮭……200g
無塩バター……10g
ポン酢……大さじ2

作り方

1：耐熱皿に**えのき**を敷き、その上に**鮭**をのせ、その上に**バター**をのせる。

2：**ポン酢**をかけてラップをする。

3：電子レンジで約3分加熱したらできあがり。

Point

余分な脂質をカットして栄養はキープ！

調理油分のカロリーをカットして、鮭とえのきの栄養分をそのまま摂れるレンジ料理。たんぱく質、食物繊維が一緒に摂れるほか、鮭に含まれるアスタキサンチンは抗酸化作用が高く、美容にもうれしい一皿。耐熱皿はシリコンスチーマーに代えてもOK。

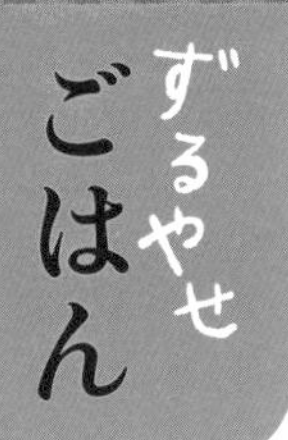

夜レシピ❸

食べすぎた日の夜にさっと食べたい

納豆キムチ奴

栄養価（1人分）

たんぱく質	14.6g
脂質	8.6g
炭水化物	10.3g
糖質	5.1g
食物繊維	5.2g

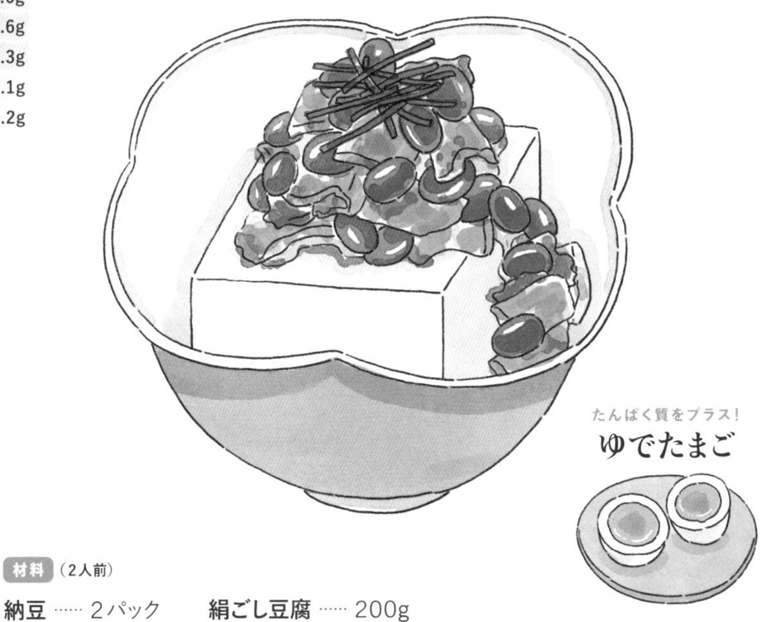

材料（2人前）

納豆 …… 2パック
キムチ …… 80g
絹ごし豆腐 …… 200g
刻み海苔 …… お好みの量

作り方

1：**納豆**と**キムチ**を混ぜ合わせる。

2：**絹ごし豆腐**をお皿にのせ、その上に1をのせる。

3：上に**刻み海苔**をかける。

Point

食べすぎた日の夜に腸内デトックス！

食べすぎた日の夜や食欲がない夜に、さっぱりいただきたい一品。胃酸に強く腸まで届きやすい乳酸菌と納豆菌のコラボで、腸内の老廃物をデトックス。オリーブオイルかごま油をかけるとさらに腸がキレイに。一緒に卵を食べればたんぱく質もしっかり補えます。

栄養もしっかり摂れてからだもぽかぽか

白菜豚バラの豆乳鍋

栄養価（1人分）

たんぱく質	23.3g
脂質	38.7g
炭水化物	15.7g
糖質	11.5g
食物繊維	4.2g

食物繊維をプラス！

きのこのレンジ蒸し

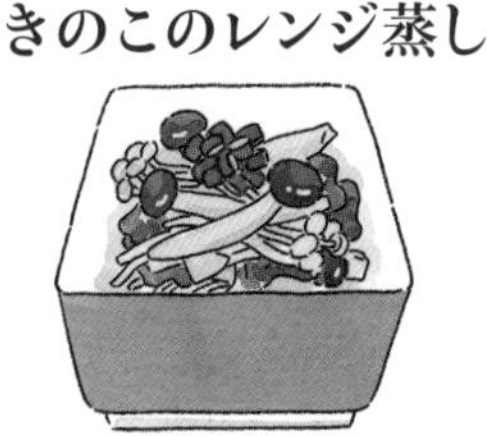

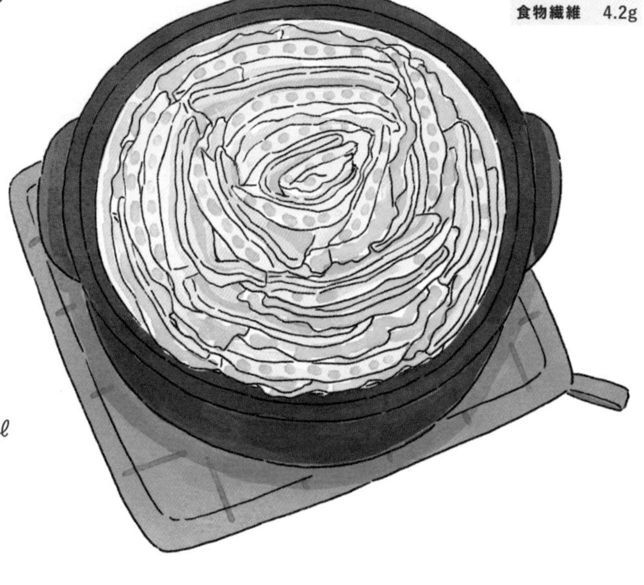

材料（2人前）

白菜 …… 600g
豚バラ肉 …… 200g
無調整豆乳 …… 300㎖
顆粒だし …… 大さじ1
水 …… 200㎖
塩 …… 小さじ1/2

作り方

1：**白菜**と**豚バラ**を交互に重ねて、5cm幅に切る。

2：鍋に1を敷き詰め、**無調整豆乳**、**顆粒だし**、**水**、**塩**を加え、蓋をして約10分煮る。

3：火が通ったらできあがり。

Point

しなやかな筋肉を育て美ボディラインに

豆乳に含まれる植物性たんぱく質は、美しいボディラインにかかせないしなやかな筋肉作りをサポートします。豚肉と豆乳に含まれるビタミンB群で代謝UPも狙える万能食です。

夜レシピ⑤

さっぱりいただく高たんぱくメニュー

鶏ささみ梅肉のせ

栄養価（1人分）

たんぱく質	24.2g
脂質	0.9g
炭水化物	4.7g
糖質	4.2g
食物繊維	0.5g

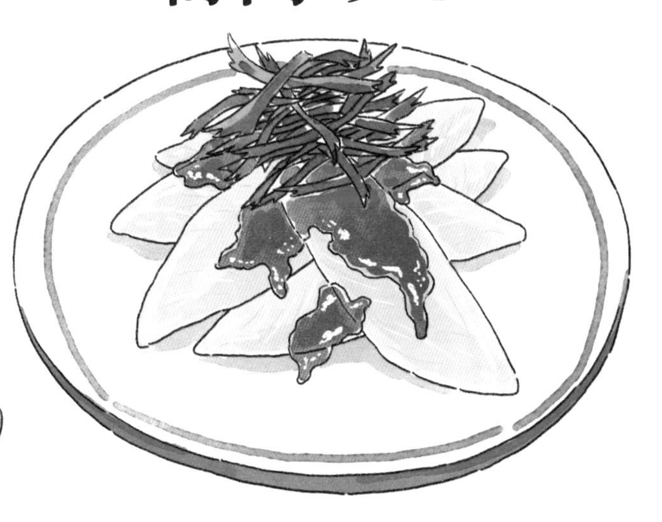

食物繊維をプラス！
きのこスープ

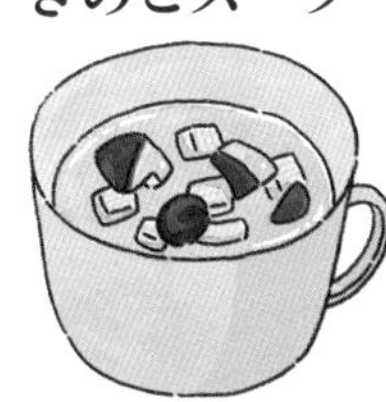

材料（2人前）

鶏ささみ …… 200g
梅干し（もしくは梅肉ペースト）…… 4個
調理酒 …… 大さじ1
大葉 …… 2枚

作り方

1：**鶏ささみ**は筋をとり、**酒**と一緒に耐熱皿に入れて電子レンジで約2分加熱する。

2：**梅干し**は果肉をたたいてペーストにし、**大葉**は千切りにする。

3：お皿に**鶏ささみ**を盛り、その上に**梅干し**と**大葉**をのせる。

Point

さっぱりおいしく疲労回復も狙える

鶏のささみはほかの部位と比べ、100gあたりのたんぱく質量が多く、脂質も少ない優秀な食材。梅干しに含まれるクエン酸は疲労回復効果が高いため、疲れた夜にぴったりのメニュー。一緒に食べるなら、食物繊維を補えるきのこスープがおすすめ。

疲れた夜の疲労回復ごはん

ネギ盛り豚しゃぶ

栄養価（1人分）

たんぱく質	21.4g
脂質	19.9g
炭水化物	11.2g
糖質	8.3g
食物繊維	2.9g

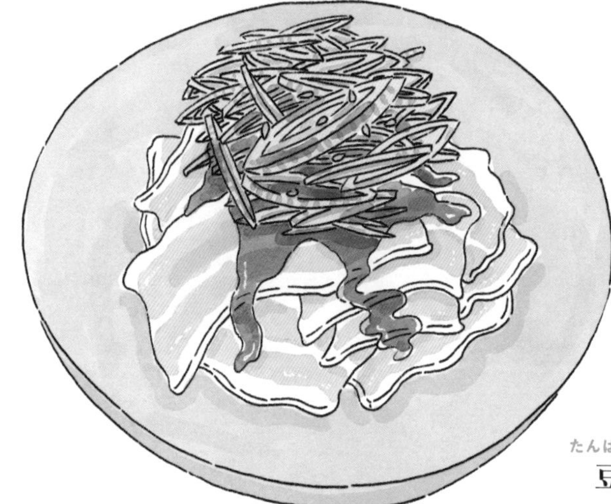

たんぱく質・食物繊維をプラス！

豆腐の味噌汁

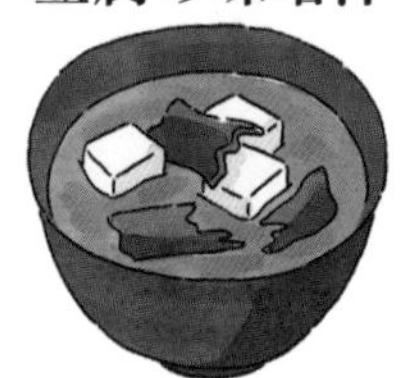

材料（2人前）

豚ロース薄切り …… 200g
長ネギ …… 1本
白いりごま …… 小さじ1
めんつゆ …… 大さじ2

作り方

1. **豚肉**は約1分茹でてから冷水で冷やす。**長ネギ**を斜めに約5mm幅にスライスしておく。
2. スライスした**長ネギ**、**白いりごま**、**めんつゆ**を和える。
3. お皿に**豚肉**を盛り、2をのせたらできあがり。

Point

ヘルシーな豚ロースで疲労回復＆脂肪燃焼！

豚肉は疲労回復に役立つビタミンB_1や脂肪燃焼効果のあるL-カルニチンを多く含む万能な食材。同じく糖質・脂質の代謝促進効果の高い長ネギをたっぷりのせて燃焼をサポート。また長ネギに含まれるアリシンにはビタミンB_1の吸収率を高くする効果も。

夜レシピ⑦

どうしてもステーキが食べたくなったら

マグロのステーキ

栄養価（1人分）

たんぱく質	25.1g
脂質	5.0g
炭水化物	1.6g
糖質	1.6g
食物繊維	0.0g

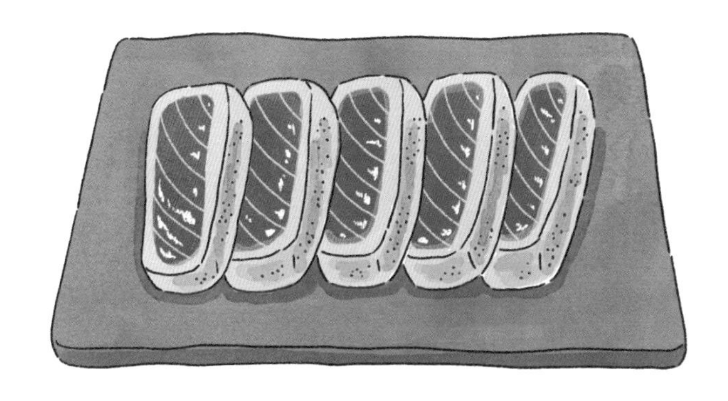

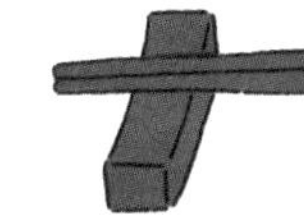

食物繊維をプラス！

きのこのレンジ蒸し

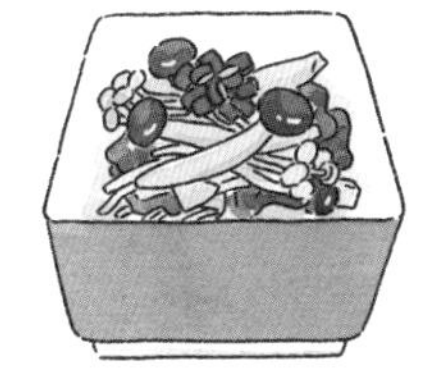

材料（2人前）

マグロ …… 200g
塩、コショウ …… 少々
オリーブオイル …… 小さじ2
にんにくチューブ …… 1cm
酢 …… 大さじ1
醤油…大さじ1

作り方

1. **マグロ**に**塩、コショウ**をふる。
2. フライパンに**オリーブオイル**と**にんにくチューブ**を入れて熱したら、**マグロ**を入れ、**酢**と**醤油**を加える。
3. **マグロ**を焼き色がつくまで焼いて食べやすい大きさにカットし、お皿に盛り付ける。

Point

ステーキ欲を満たすならマグロがおすすめ

マグロの赤身はカロリー・脂質ともに少ないので、ステーキにしてがっつり食べてもOK。それだけでなく、たんぱく質はもちろん、代謝ビタミンといわれるビタミンB群や新陳代謝を促進するタウリン、むくみ解消に効果のあるカリウムも豊富でスッキリ効果！

ひと手間で腸をキレイに

腸活ヨーグルト

栄養価（1人分）

たんぱく質	11.8g
脂質	12.4g
炭水化物	11.3g
糖質	10.8g
食物繊維	0.5g

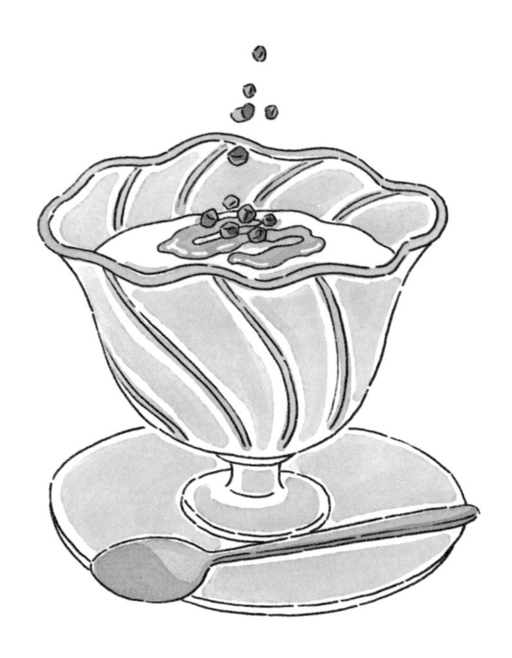

材料（2人前）

くるみ …… 4つ
ギリシャヨーグルト …… 200g
はちみつ …… 小さじ2
オリーブオイル …… 小さじ2

作り方

1：**くるみ**を細かく砕く。

2：**ギリシャヨーグルト**に砕いた**くるみ**をのせ、**はちみつ**、**オリーブオイル**をかける。

Point

腸内をキレイにしてくれる高たんぱくおやつ

ギリシャヨーグルトは通常のヨーグルトの3倍のたんぱく質を含み、乳酸菌も豊富で、カルシウムやビタミンB群もたっぷり！ そこにオメガ3脂肪酸を含むくるみも加え、腸内をキレイに。はちみつとオリーブオイルをかければ善玉菌が増えてさらにスッキリ！

おやつ❷

ビタミンで美肌効果も！

まるごと グレープフルーツ

栄養価（1人分）

たんぱく質	1.4g
脂質	0.2g
炭水化物	15.9g
糖質	15.0g
食物繊維	0.9g

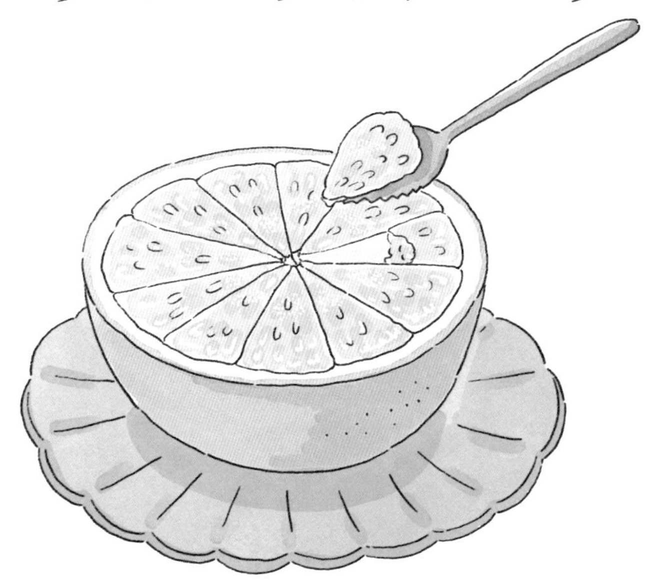

材料（2人前）

グレープフルーツ …… 1個

ラカントS …… 小さじ1

作り方

1：**グレープフルーツ**を半分に切る。

2：上から**ラカントS**をふりかけてできあがり。

Point

食欲を抑える万能おやつ&朝ごはん

グレープフルーツの苦味と香り成分に食欲を抑える効果があり、ダイエット中のおやつにぴったり。果物の中ではGI値も低く、血糖値が上がりにくいので、朝ごはんに食べるのもおすすめ。甘味料は羅漢果由来のもので糖質を抑えるようにしましょう。

COLUMN 1

食べる量を減らしたのにやせないときは……

❶食べる量が少なすぎる

食べる量を極端に減らすとからだが省エネモードに。少ない摂取エネルギーでからだを保とうとするので、代謝が落ちてしまうのです。基礎代謝量(下図)に対して摂取カロリーが大きく下回らないようにしましょう。

❷栄養素が不足

ダイエットをすると「おにぎり1個だけを食べる」など偏った食事になる人がいますが、そうすると代謝に必要なビタミンなどの栄養素が不足します。ただ量を減らすのではなく、代謝に必要な栄養素を摂ることも大切です。

参照体重における基礎代謝量

性別	男性			女性		
年齢(歳)	基礎代謝基準値(kcal/kg体重/日)	参照体重(kg)	基礎代謝量(kcal/日)	基礎代謝基準値(kcal/kg体重/日)	参照体重(kg)	基礎代謝量(kcal/日)
1～2	61.0	11.5	700	59.7	11.0	660
3～5	54.8	16.5	900	52.2	16.1	840
6～7	44.3	22.2	980	41.9	21.9	920
8～9	40.8	28.0	1,140	38.3	27.4	1,050
10～11	37.4	35.6	1,330	34.8	36.3	1,260
12～14	31.0	49.0	1,520	29.6	47.5	1,410
15～17	27.0	59.7	1,610	25.3	51.9	1,310
18～29	23.7	64.5	1,530	22.1	50.3	1,110
30～49	22.5	68.1	1,530	21.9	53.0	1,160
50～64	21.8	68.0	1,480	20.7	53.8	1,110
65～74	21.6	65.0	1,400	20.7	52.1	1,080
75以上	21.5	59.6	1,280	20.7	48.8	1,010

出典：厚生労働省「日本人の食事摂取基準(2020年版)」

性別・年齢ごとに基礎代謝基準値と参照体重(平均体重)を掛け合わせて基礎代謝量を算出。基礎代謝基準値とは、エネルギー必要量を制定するために、性・年齢別に定められた、体重1gあたりの基礎代謝量の基準値。

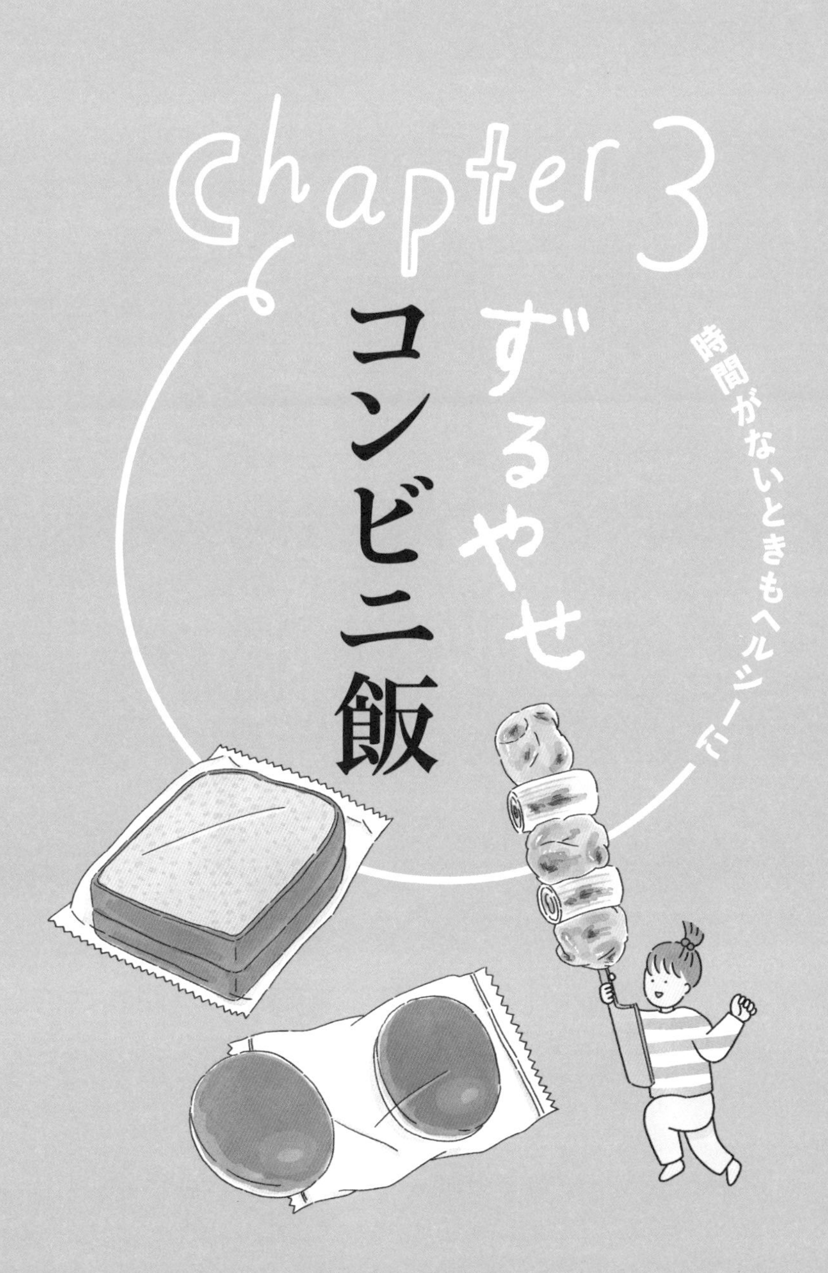

Chapter 3 ずるやせコンビニ飯

時間がないときもヘルシー!

これがずるやせコンビニ飯

忙しい平日に自炊するのは無理……
そんなときはコンビニを頼っていいのです。
でもそこで何を買うかが問題。
ずるやせメソッドにならって選べば、
コンビニ飯だって必要な栄養がしっかり摂れます。
優秀な商品もたくさんあるので
上手に選びましょう。

ヘルシーで
腹持ちも良し！

高たんぱくで
エネルギーチャージ

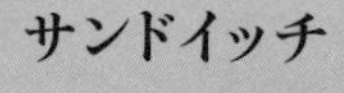

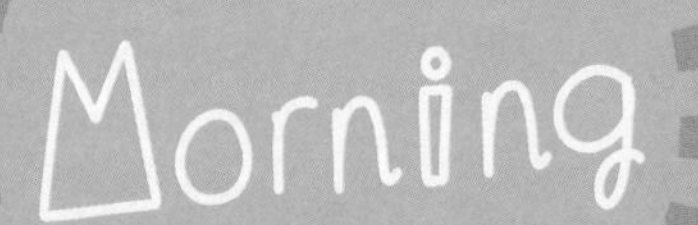

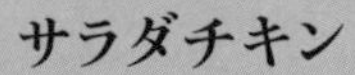

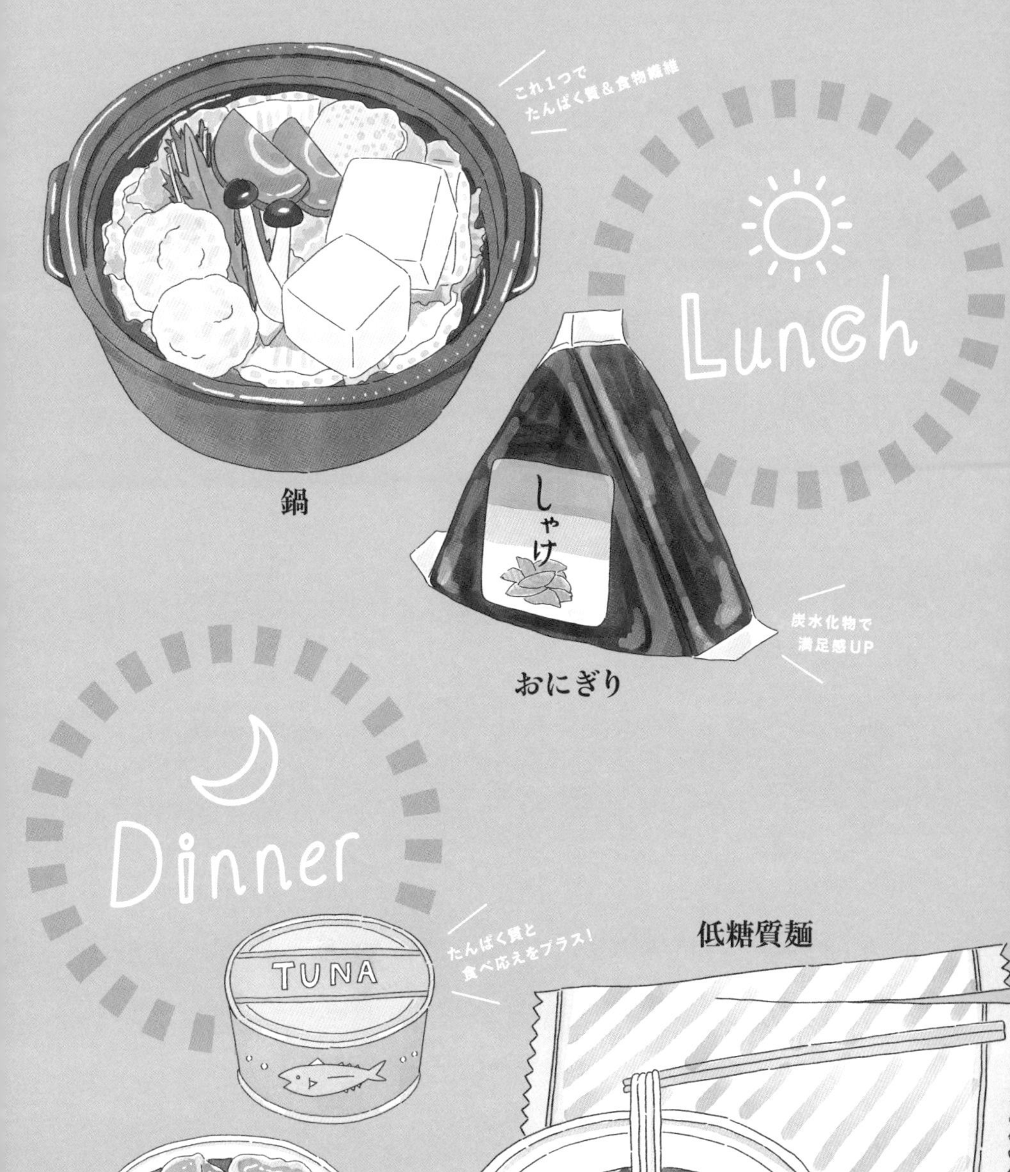
これ1つで
たんぱく質＆食物繊維
Lunch
鍋
しゃけ
炭水化物で
満足感UP
おにぎり
Dinner

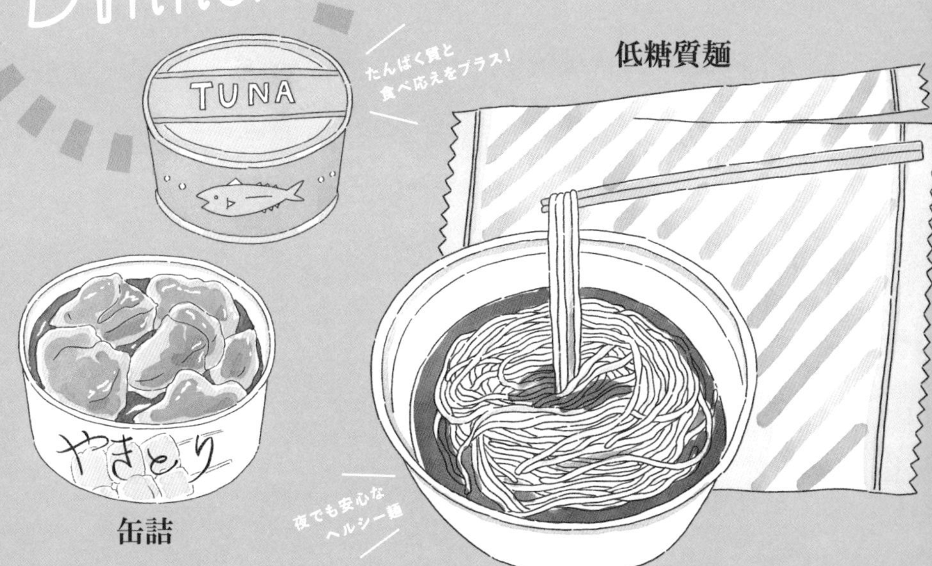
たんぱく質と
食べ応えをプラス!
低糖質麺
TUNA
やきとり
缶詰
夜でも安心な
ヘルシー麺

これは選ばない！ 太るコンビニ飯

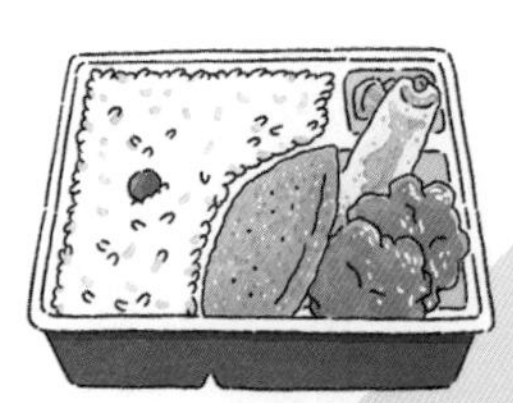

弁当

ごはんの量が多く野菜は少なめ、付け合わせに揚げ物や炭水化物が多く高カロリー。弁当より単品の組み合わせで選んで。

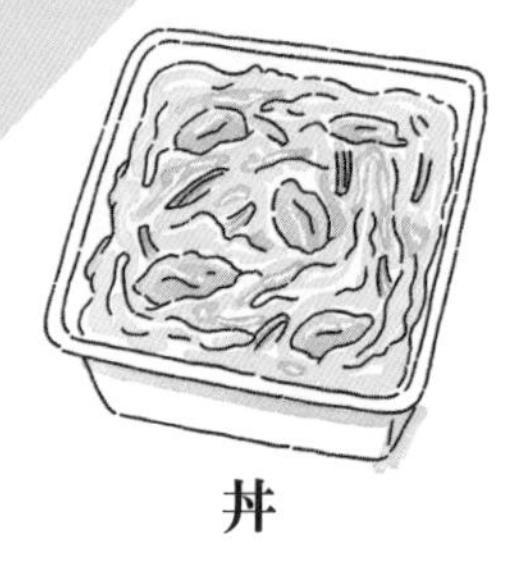

丼

ごはんが主役の丼物は1食で糖質過剰に。さらにカレーや麻婆などがかかったものは脂質もオーバー。栄養バランスが偏るので要注意。

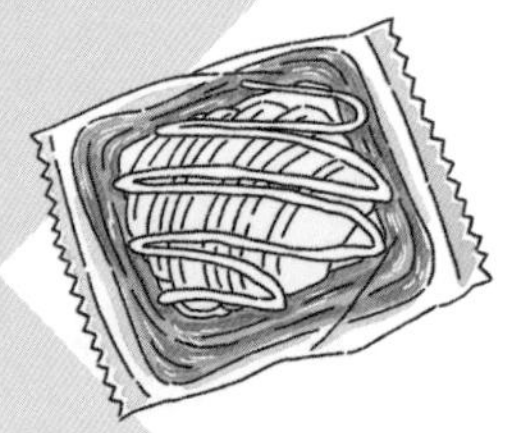

菓子パン

手軽で食べやすい菓子パンは糖質も脂質も多く、悪い油であるトランス脂肪酸もたっぷり。GI値も高く脂肪に変わりやすいパンです。

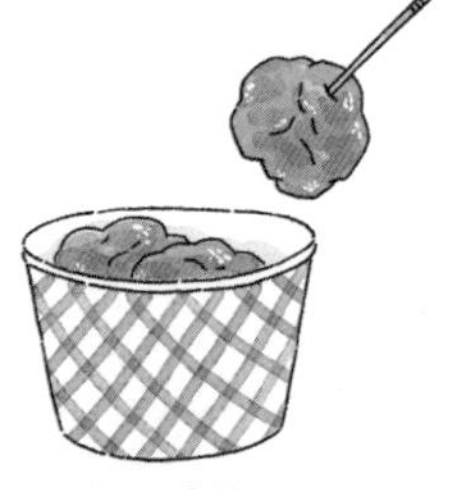

揚げ物

レジ横にあり手が伸びやすいホットスナック。何回も揚げ直して時間が経過しているので油が酸化しています。選ぶなら焼き鳥を。

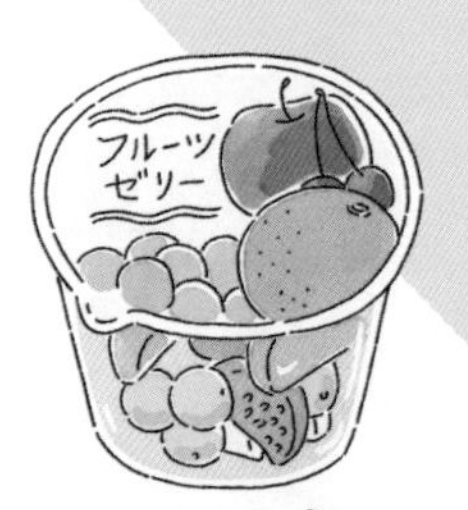

フルーツゼリー

一見低カロリーに見えますが、砂糖で煮たカットフルーツが入っているため糖質が高め。人工甘味料はクセになりやすいので要注意。

ついつい手が伸びてしまうコンビニ食品にも、太りやすくなるＮＧ食品があります。
カップ麺、丼物、菓子パンなど糖質の多い食品や、油が酸化しやすいホットスナック系は要注意。
ついで買いの誘惑に負けず、ずるやせ的にＯＫな食品だけを選びましょう。

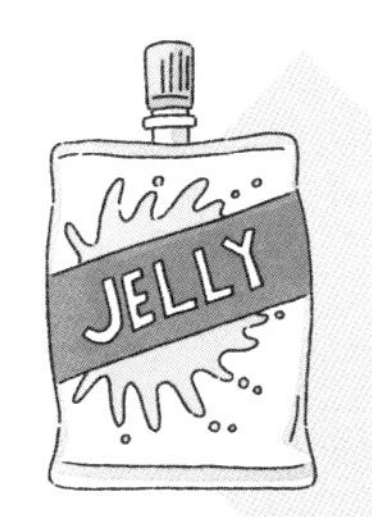

ゼリー飲料

果糖ブドウ糖液糖や砂糖が含まれるものには要注意。ゼロカロリータイプやビタミン、ミネラル、アミノ酸が補えるものを選びましょう。

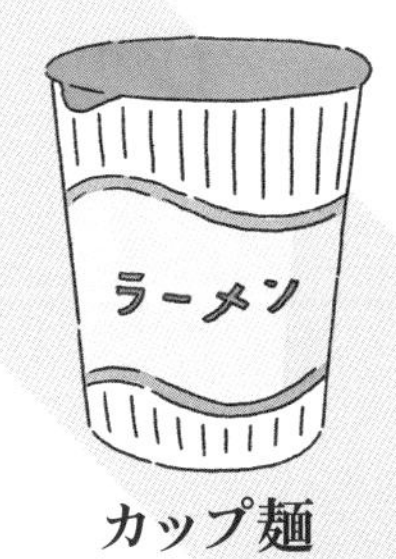

カップ麺

糖質や脂質に加え塩分も多いカップ麺。さらには麺を油で揚げているので、過酸化脂質を生む可能性も。添加物も多いNG食品。

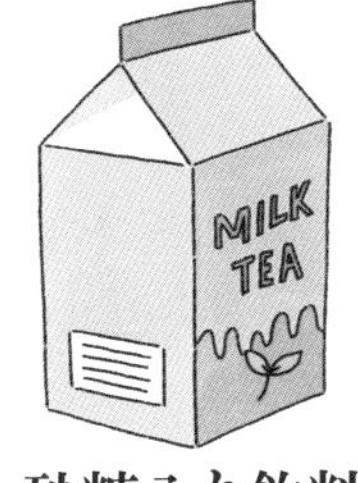

砂糖入り飲料

ヘルシーなイメージの野菜ジュースも、糖質が多いものだと血糖値が上がりやすく、太る原因に。スポーツドリンクも同様です。

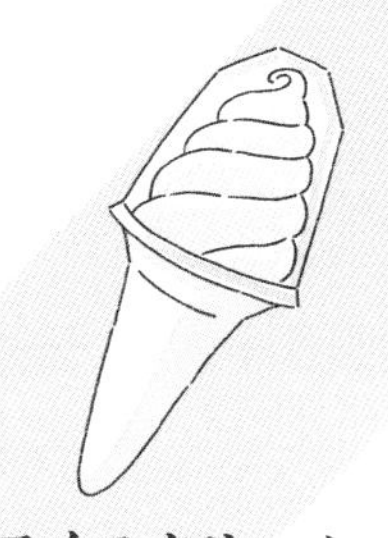

アイスクリーム

糖質・脂質ともに多いので、日常的に食べていると太りやすくなります。どうしても食べたいときは低糖質アイスや氷菓を選んで。

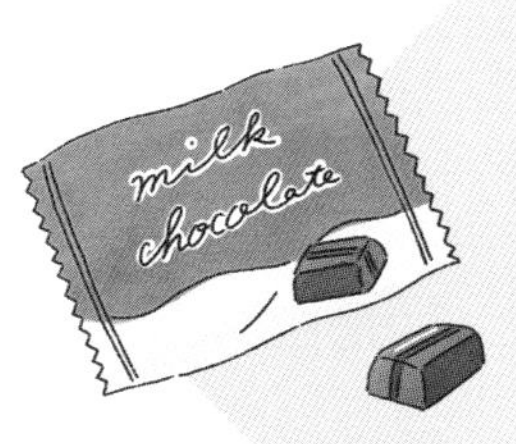

砂糖原料のお菓子

砂糖やクリーム（トランス脂肪酸）の含有量が多いものはNG。原材料表記の順序は含有量の多い順なので、必ずチェックしましょう。

高たんぱくで1日のスタートを

サンドイッチ

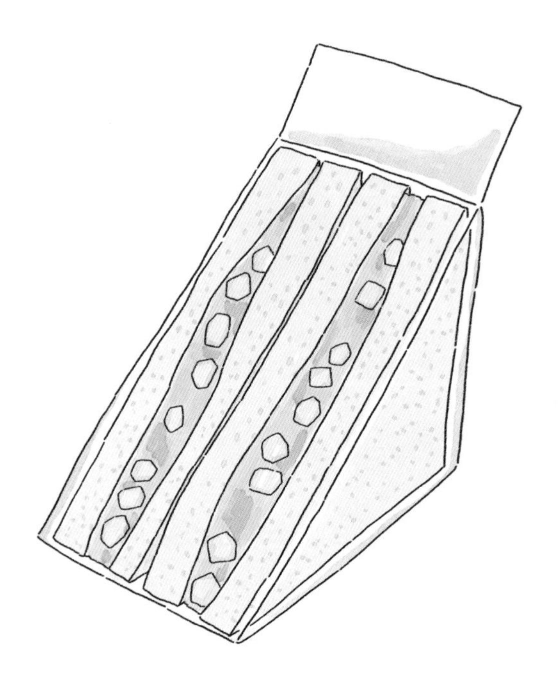

栄養価（1人分）

たんぱく質	約8g
脂質	約22.5g
炭水化物	約22g
糖質	約21g
食物繊維	約1g

※たまごサンドの場合

Point

意外にもダイエット向き！ヘルシーで腹持ちも抜群

高カロリーなイメージに反して、ダイエット向きなメニュー。具材でたんぱく質をしっかり補い、パンの種類を選べば、カロリー・糖質を抑えることができます。具材はチキンやツナ、卵を選ぶと高たんぱくでおすすめ。パンは全粒粉やベーグル、食パンなら薄切りタイプを選ぶとさらに糖質オフできます。揚げ物を挟んであるものは避けましょう。腹持ちも良く、朝食にもぴったり！

たんぱく質&食物繊維で満足感UP！

プラスするなら

- **サラダチキン**
- **ヨーグルト**

たんぱく質プラスで代謝UP！

- **サラダ**

食物繊維で腸をキレイに

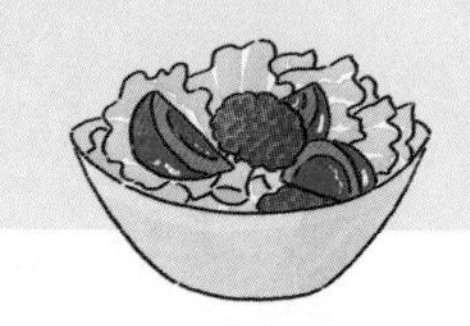

栄養価（1人分）

たんぱく質	約14g
脂質	約2g
炭水化物	約63g
糖質	約58g
食物繊維	約5g

※ざるそばの場合

低GI＆低カロリーでアレンジも自在

そば

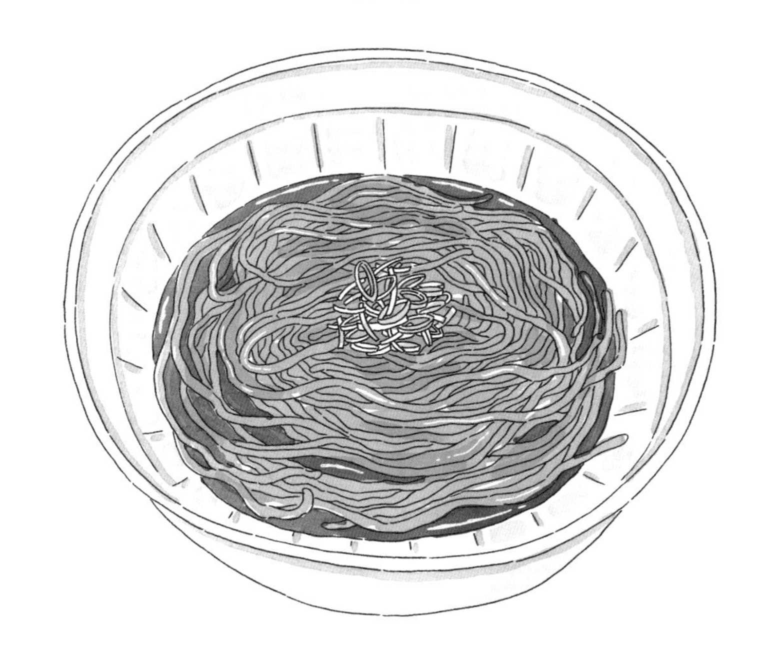

Point

麺が恋しくなったら うどんよりそばを選ぶ

そばはうどんに比べGI値が低く、血糖値が上がりにくいので、どうしても麺が食べたい日の選択肢に。ヘルシーなのに満腹感が得られて、具材でアレンジすれば必要な栄養素もしっかり摂れます。とろろやもずく、千切り野菜をのせれば、食物繊維がチャージできるサラダ風に早変わり。副菜として加えるなら、大豆食品やサバ缶など、たんぱく質を意識したものをプラスしましょう。

好みの具を追加して味変そば

＼アレンジするなら／

- サバ缶
- 納豆、冷奴

たんぱく質をチャージ！

- もずく、めかぶ
- サラダ

食物繊維でかさ増し！

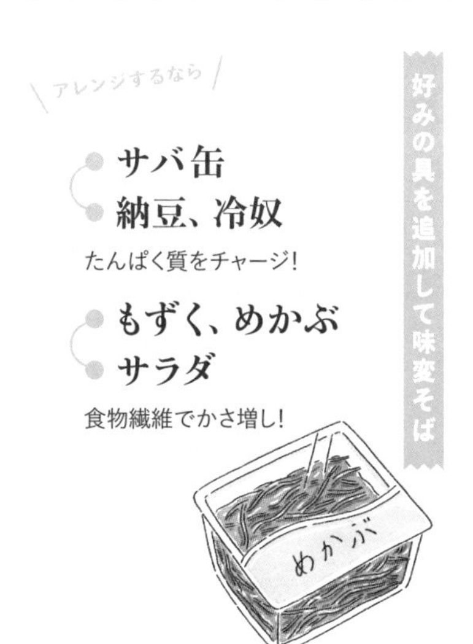

パンを我慢できない人の強い味方

低糖質パン

栄養価（1人分）

たんぱく質	約10g
脂質	約7g
炭水化物	約27g
糖質	約11g
食物繊維	約16g

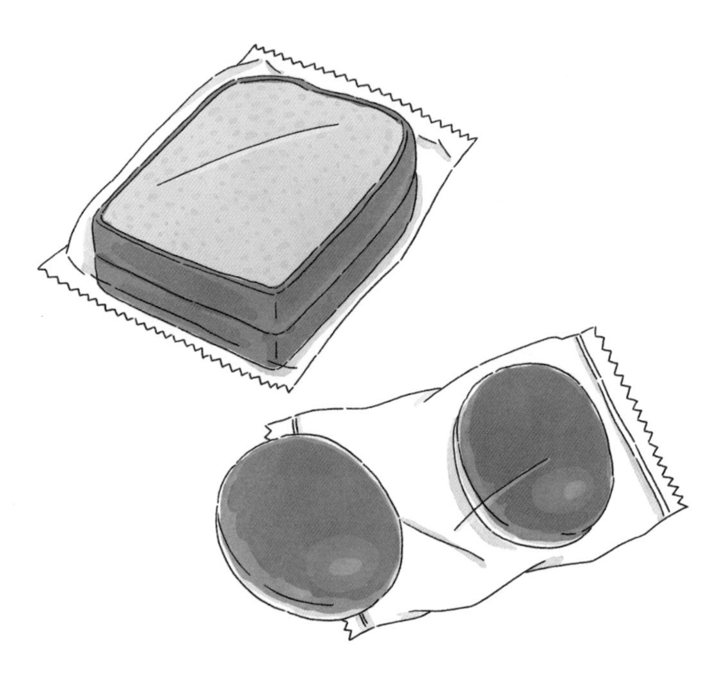

Point

糖質も抑えながら
パンを食べられる！

最近コンビニでも取り扱いが増えている低糖質のパンは、大豆粉や小麦ふすま（小麦ブラン）で作られたもの。パンでも低糖質なのでダイエット中も安心！ バリエーションも豊富で飽きずに食べられます。サラダチキンや卵、サバ缶を挟むなど、その日の気分でアレンジしやすいのも魅力。パン党の人にとっては、罪悪感なしに食べられるうれしい一品です。一緒に食べるならサラダかスープで食物繊維を補うのもおすすめ。

アレンジするなら

具を挟んで食べ応えをプラス

● サラダチキン

少し焼いてホットドッグ風にすると食べ応えUP！

● サバ缶

低糖質＋高たんぱく質で脂肪燃焼

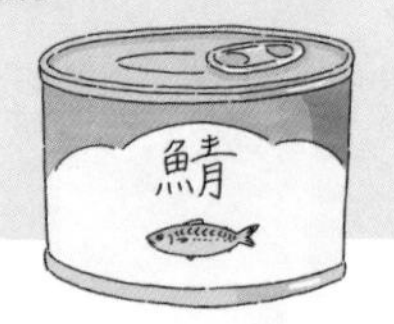

栄養価（1人分）

たんぱく質	約0.5g
脂質	約0.5g
炭水化物	約7g
糖質	約0.2g
食物繊維	約7g

※麺のみ

アレンジ自在の万能ヘルシー麺！

低糖質麺

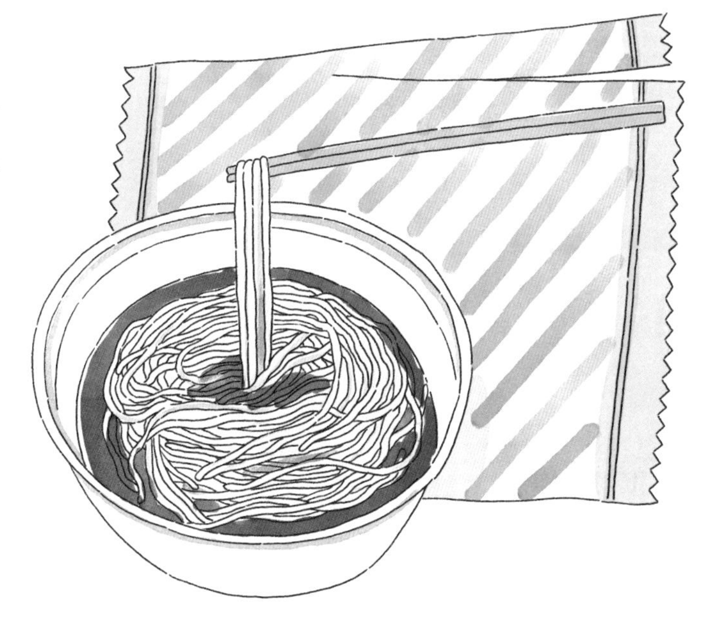

Point

アレンジは無限大！ 栄養バランスも調整しやすい

おからやこんにゃくから作られた麺で、糖質を含まず低カロリー。風味や食感にクセがないので和洋中どんなアレンジとも合います。煮込めばラーメン、からめてパスタ風、炒めて焼きうどん風など、毎日食べても飽きのこない食品。カレーやカルボナーラ、まぜそば風などタレがセットになったお手軽な商品も！　アレンジするときは、たんぱく質などをプラスして栄養バランスを取りましょう。

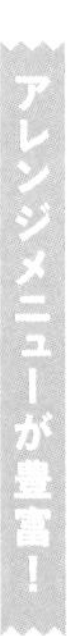

＼アレンジするなら／

- サバ缶、トマト
- ツナ缶
- オリーブオイル

良い油やたんぱく質をプラス！

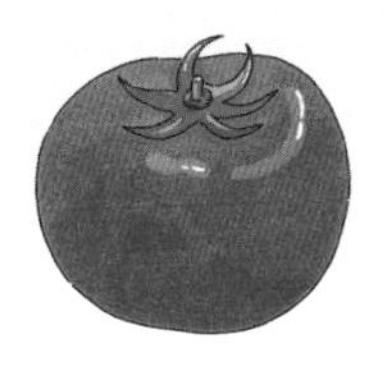

最強の高たんぱく食品！

サラダチキン

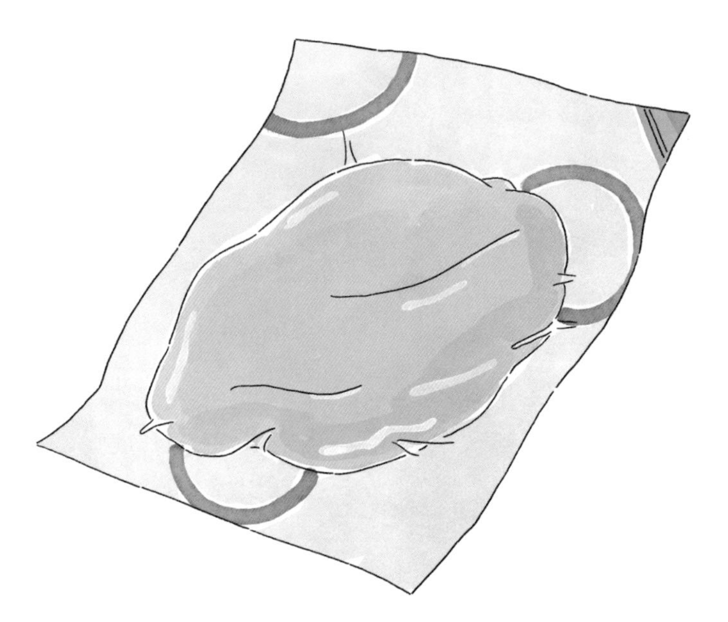

栄養価（1人分）

たんぱく質	約23g
脂質	約2.5g
炭水化物	約1g
糖質	約0.9g
食物繊維	約0.2g

※プレーンタイプ

Point

低脂質＆高たんぱくで ダイエットの強い味方

鶏胸肉を蒸して加熱したサラダチキンは鶏肉の中でも低脂質・低カロリー。さらに筋肉の材料となるたんぱく質が豊富なので、筋肉をキープしながら脂肪を落としてくれます。調理済みだから主菜としてそのまま食べられて、ダイエット中はおやつ替わりに食べるのもおすすめ。なるべく塩分が少ないものを選ぶとさらにヘルシーに。朝昼夜いつ食べてもOKです。

プラスするなら

たっぷり野菜で腸をスッキリ

- **味噌汁**
  わかめやきのこがおすすめ
- **サラダ**
  サラダチキンと相性抜群！

やせホルモンの分泌に期待！

焼き魚

栄養価（1人分）

たんぱく質	約16.5g
脂質	約25.5g
炭水化物	約0.2g
糖質	約0.2g
食物繊維	約0g

※サバの塩焼きの場合

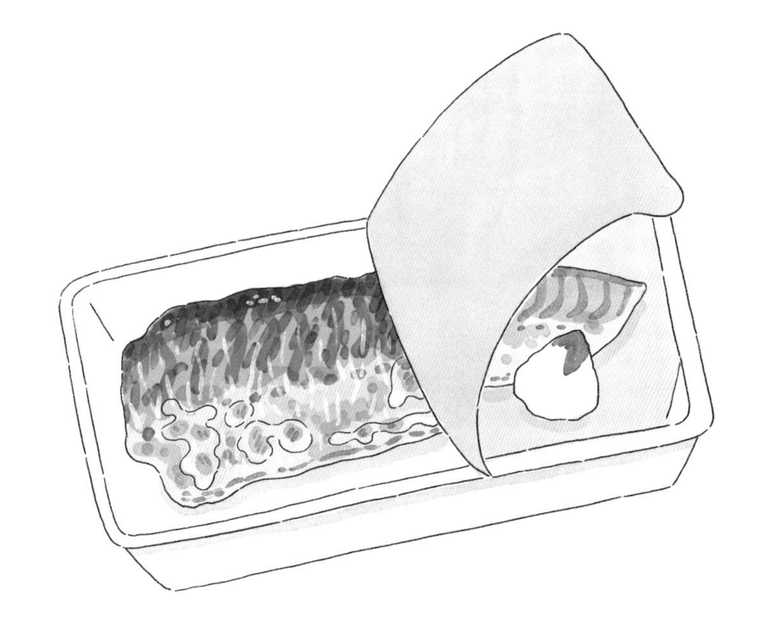

Point

良質な油とたんぱく質でやせ体質を作る！

魚に含まれるEPAやDHAは腸壁から出るやせホルモンの分泌も促します。コンビニにはサバ、鮭、さわら、ほっけなど、さまざまな種類の魚が売られています。これを主菜にたんぱく質を確保したら、サラダや汁物で野菜を摂り、おにぎりなどの炭水化物もあると、食物繊維が十分に摂れて栄養バランスは満点。お腹も大満足できる献立になります。骨も少なくて食べやすく、お酒のおつまみとしても優秀。

副菜、主食を添えて満足感UP

＼プラスするなら／

- 味噌汁
- ひじきの煮物
- おにぎり

食物繊維プラスで腸もキレイに

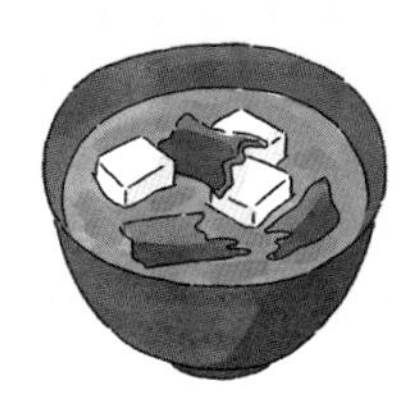

頑張れない日の救世主

缶詰

栄養価（1人分）

たんぱく質	約26g
脂質	約30g
炭水化物	約0.3g
糖質	約0.3g
食物繊維	0g

※サバの水煮缶の場合

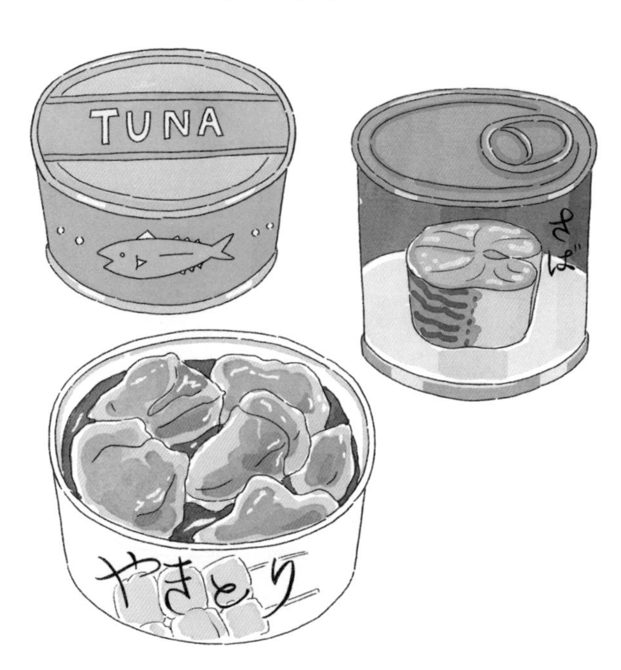

Point

甘辛い味付けは避けて低糖質なものを

調理済み系の缶詰は、自炊する気力のない日のお助けメニュー。サバやツナ、鶏肉など良質なたんぱく質を含むものがおすすめ。サバ味噌や焼き鳥など甘辛いものは、白砂糖の添加に注意して、低糖質タイプを選びましょう。サバ缶は水煮タイプを選べば安心です。水煮の汁には、やせホルモンの分泌を促し、血糖値の上昇を抑える働きも。油も多く含むので、消化しやすい朝か昼がおすすめです。

炭水化物と副菜で満腹感！

プラスするなら

- おにぎり
- 低糖質麺

1食の満足感もUP！

- 味噌汁
- サラダ

食物繊維で腸もスッキリ！

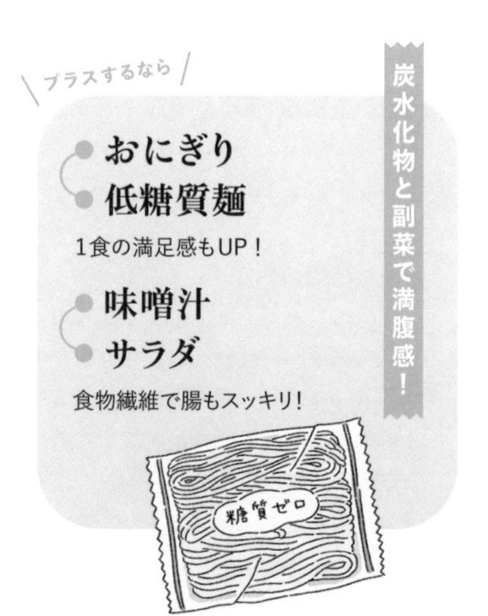

食べ応えと栄養バランスも満点！

鍋

栄養価（1人分）

たんぱく質	約20g
脂質	約10g
炭水化物	約11g
糖質	約7g
食物繊維	約4g

※鶏鍋の場合

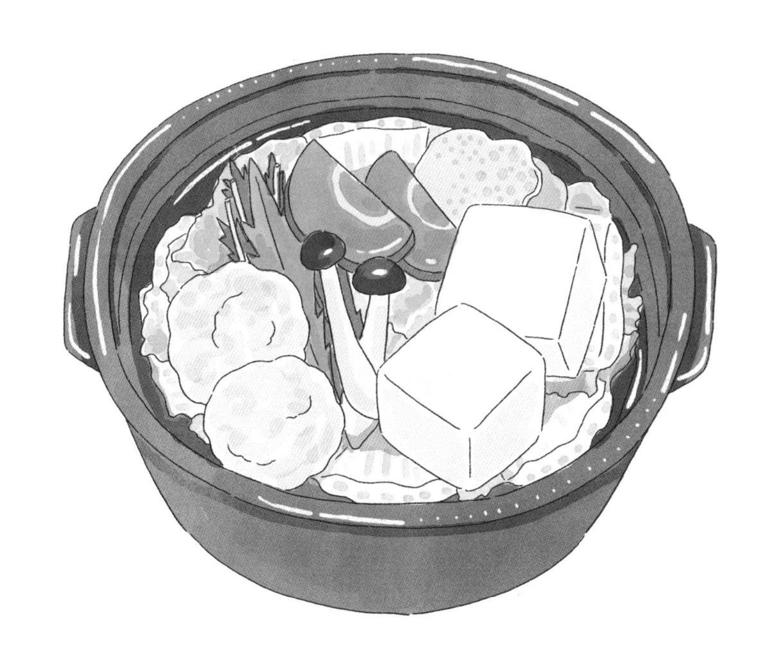

Point

栄養価表記を味方にしてさらにやせ体質に！

コンビニのお一人様鍋はますます充実。野菜や肉などの具材が多いので、食べ応えもばっちり。300～400カロリーとカロリーも控えめで、安心して食べられます。おすすめは塩ちゃんこやキムチ鍋。食物繊維や乳酸菌も摂れて、やせ体質に近づけます。最近では栄養価の表記がされているものも多いので、気になるたんぱく質、食物繊維などはすかさずチェックをしましょう。夜に食べるときだけ塩分に注意。

さらにお腹を満たすために

プラスするなら

- おにぎり

満腹感をプラス！

- 豆腐
- カット野菜

食物繊維をさらにプラス！

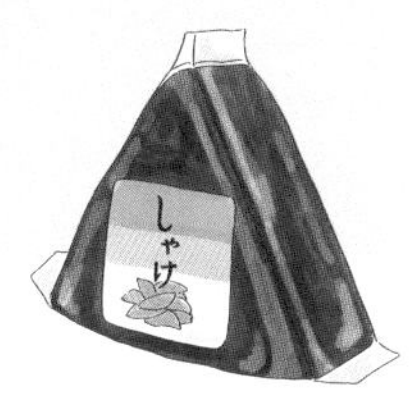

からだも温まって代謝UP！

味噌汁

栄養価（1人分）

たんぱく質	約3g
脂質	約1g
炭水化物	約5g
糖質	約4g
食物繊維	約1g

※豆腐とわかめの場合

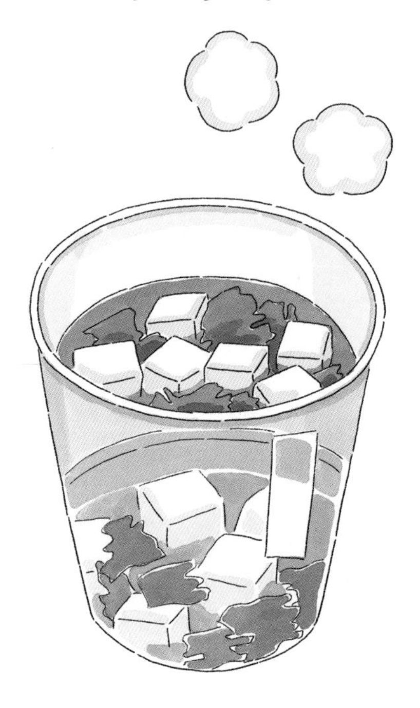

Point

代謝をアップして食べすぎを防止！

ずるやせメニューでおなじみの汁物は、コンビニでも買えるダイエットの強い味方。からだを温めて代謝を上げ、発酵食品である味噌が腸活にひと役買ってくれます。おすすめは野菜と豚肉という黄金コンビの豚汁や、食物繊維をしっかり摂れるわかめやきのこなど。たんぱく質が摂れる豆腐もおすすめです。具だくさんのものを選べば主役級のボリュームで、食べすぎを抑えてくれます。一品加えたいときにもおすすめ。

和食メニューのスタメン

プラスするなら

- **おにぎり**
  定番の組み合わせで食べ応えアップ
- **サラダチキン**
- **ゆでたまご**
  1食分のたんぱく質を補う

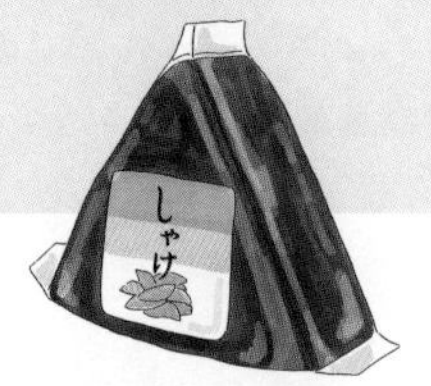

具材を賢く選ぶのが正解!

サラダ

栄養価(1人分)

たんぱく質	約1g
脂質	約0.3g
炭水化物	約4g
糖質	約3g
食物繊維	約1g

※具材に肉類を含まない

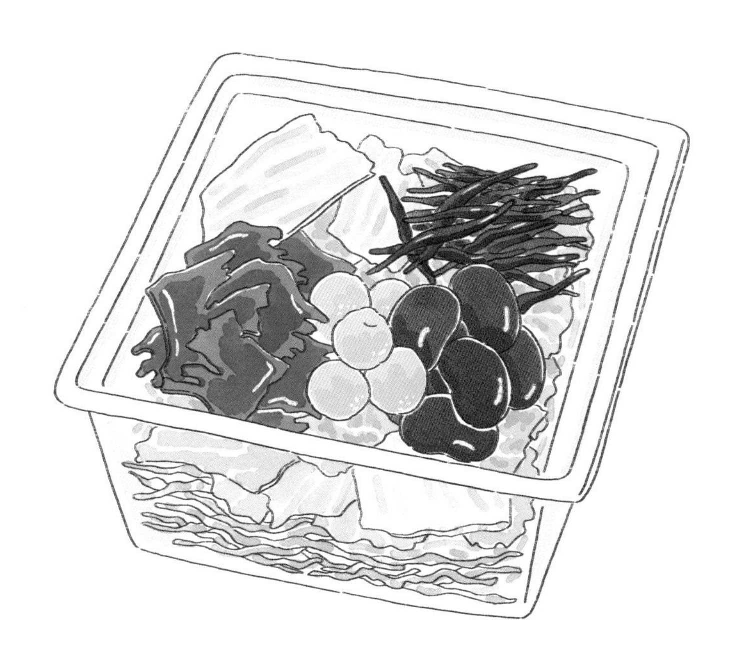

Point

ビタミンや食物繊維で肌も腸内もキレイに

みずみずしい食感で咀嚼回数が増え、満腹感が得られるサラダは、カリウムやビタミンCも含むダイエットにうれしいコンビニ惣菜。気をつけたいのは具材とドレッシング。おすすめは海藻やひじき、豆やきのこなどの入ったサラダ。マヨネーズとじゃがいもメインのポテトサラダや、糖質たっぷりのマカロニサラダなどは避けましょう。最近ではダイエット向きの商品もたくさん出ているのでチェックしてみてください。

メインで食べたいものをプラス!

プラスするなら

- サンドイッチ
- おにぎり

食べ応えプラスで腸も動かす

- サラダチキン
- 焼き魚

エネルギー確保・腹持ちアップ

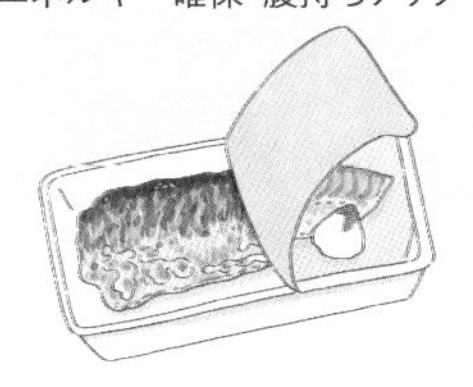

完全栄養食はおやつ代わりにも

ゆでたまご

栄養価（1人分）

たんぱく質	約6g
脂質	約4.5g
炭水化物	約0.6g
糖質	約0.6g
食物繊維	0g

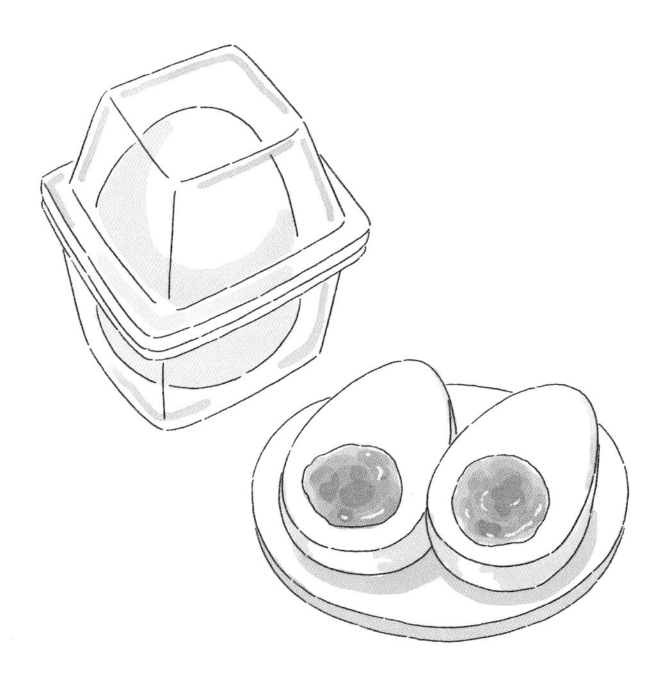

Point

1日に1〜2個食べて減量をサポート!

低糖質なのにたんぱく質やビタミンA、D、E、B_1、B_2、葉酸、ビオチン、鉄などを含み、栄養価の高い卵。1個80〜90カロリーなので、献立にプラスするのはもちろん、小腹がすいたときのおやつとしても優秀。塩味の付いた鶏卵のほか、煮卵やうずらの卵の燻製、卵焼きなどでもOK。朝または昼の代謝の良い時間帯を狙って、主食の前に食べれば血糖値の急激な上昇を抑えてくれます。

栄養バランスと満腹感を叶える

＼プラスするなら／

- サラダチキン
- プロテインドリンク

たんぱく質をさらにプラス!

- サラダ
- 味噌汁

野菜たっぷりで腸もスッキリ

筋トレ勢だけのものじゃない！

プロテイン

栄養価（1人分）

たんぱく質	約14g
脂質	0g
炭水化物	約9g
糖質	約9g
食物繊維	0g

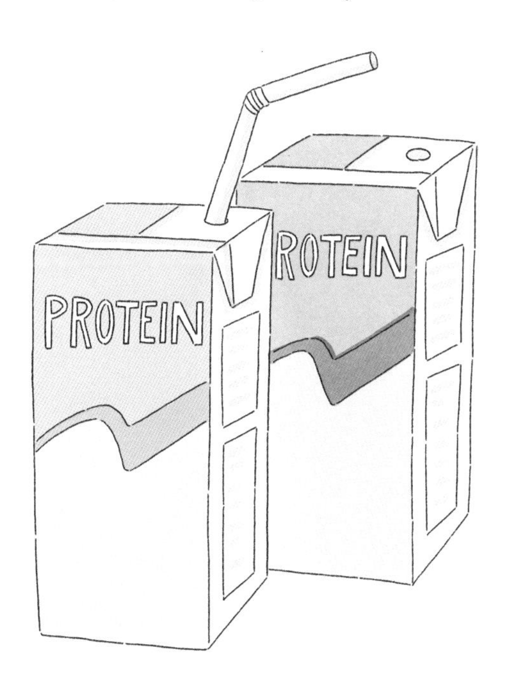

Point

フレーバー豊富で デザート代わりにも

ひと昔前のプロテインというと、パウダー状の溶かして飲むタイプが主流でしたが、最近ではコンビニで手に入るおいしくて手軽なドリンクタイプが人気に。カフェオレやミルク、チョコレート、フルーツ味など飽きのこないフレーバーで、たんぱく質は15g前後、糖質は10g前後とかなりダイエット向き。たんぱく質として食事にプラスしても、時間のないときの朝食や小腹がすいたときのおやつ代わりにも。

ちょっともの足りないと思ったら

プラスするなら

- サラダ
- フルーツ

ビタミン・食物繊維を補う

- ナッツ

一緒にデザート感覚で！

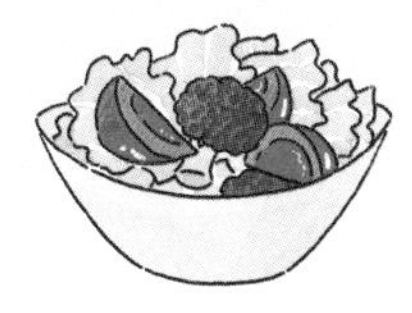

主菜にもおつまみにもぴったり！

焼き鳥

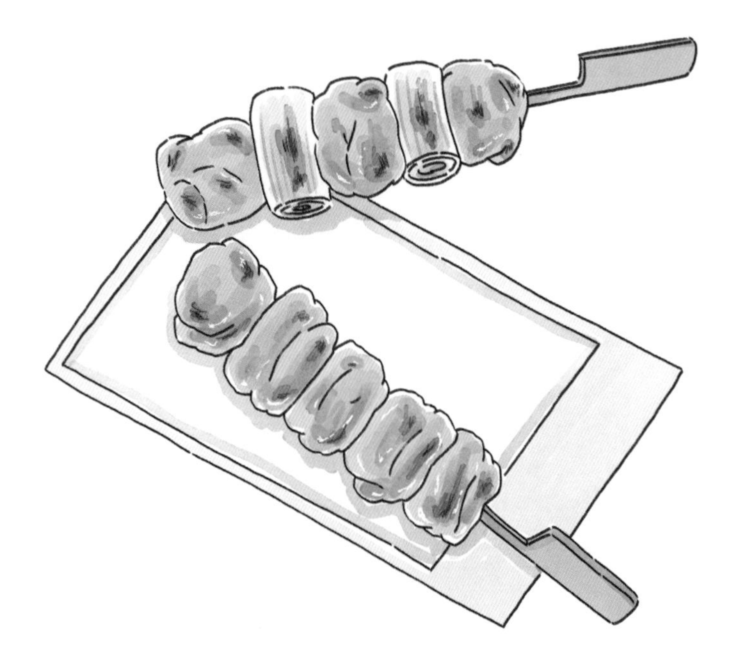

栄養価（1人分）

たんぱく質	約11g
脂質	約3g
炭水化物	約1g
糖質	約0.4g
食物繊維	約0.3g

※塩味（1本）の場合

Point

低脂質で高たんぱく！
タレよりも塩を選ぶ

鶏肉は脂質も少なく、低カロリーで消化吸収の良いたんぱく質を含んでいます。また肝臓にある毒素の排出を促すメチオニンの含有量も多いため、お酒のおつまみとしてもぴったりです。ただ1つ気をつけたいのは、味付けの選び方。甘辛いタレではなく、なるべく塩で味付けしたものを選ぶと、糖質も抑えられます。低カロリーなのに食べ応えもあり、種類も豊富で飽きない大満足な一品。

食物繊維不足をカバー！

＼プラスするなら／

- サラダ
- 野菜スープ

たっぷり野菜で腸内をスッキリ！

- おにぎり

炭水化物で満足感UP

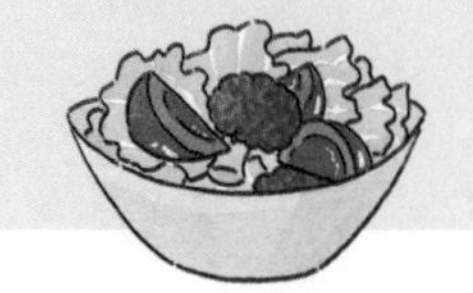

ダイエット＆疲労回復効果！

しょうが焼き

栄養価（1人分）

たんぱく質	約16g
脂質	約8g
炭水化物	約6g
糖質	約5g
食物繊維	約1g

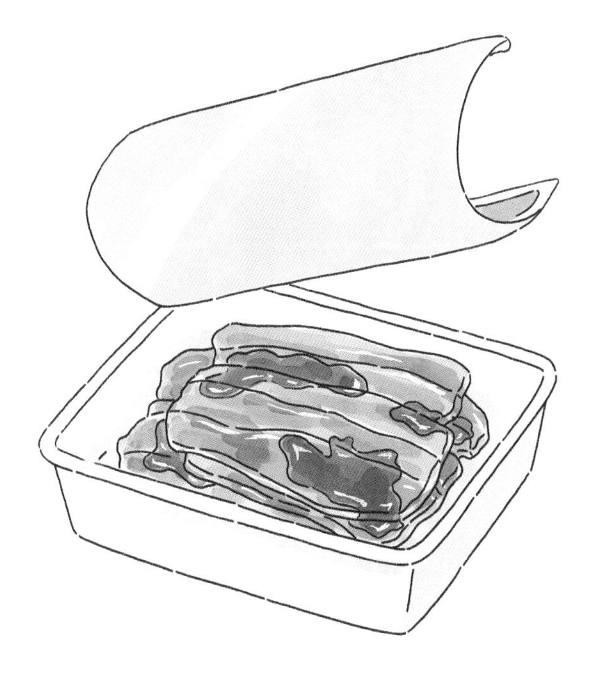

Point

糖質を代謝しながらしっかりお肉が食べられる！

コンビニで惣菜を買うなら迷わずこれ。豚肉としょうが、玉ねぎの組み合わせはダイエットと疲労回復の効果を高めてくれます。豚肉に含まれるビタミンB_1としょうがや玉ねぎに含まれるアリシンを一緒に摂ることで、ビタミンB_1の利用効率がアップ！ 糖質の代謝を促して、脂肪燃焼や疲労回復に働きかけます。ダイエット中でもがっつり食べたいときにぴったりの一品です。

副菜を足して満足感もアップ

＼プラスするなら／

- サラダ
- 味噌汁

野菜で食物繊維を補う

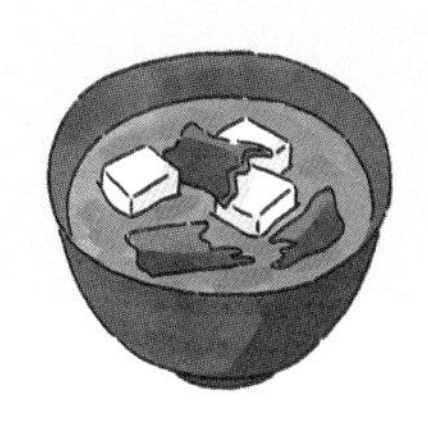

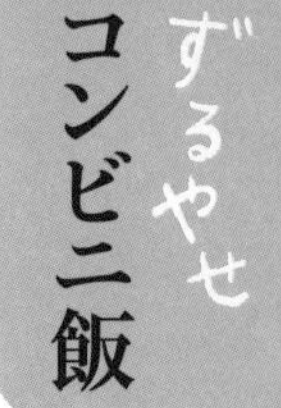

スイーツが食べられる幸せ!

低糖質おやつ

栄養価（1人分）

たんぱく質	約3g
脂質	約14g
炭水化物	約16g
糖質	約10g
食物繊維	約6g

※1袋あたり

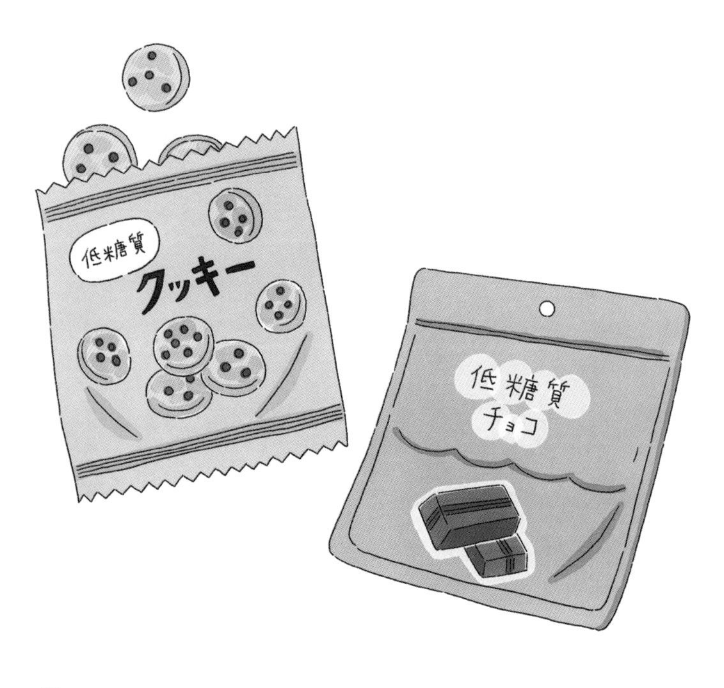

Point

おやつなのに低糖質で罪悪感ゼロ

ダイエット中だって糖質量に気をつければスイーツも食べられます。パッケージの栄養成分表示をチェックして、糖質が10g以下であればOK。罪悪感なく食べられ、我慢するイライラから解放されます。チョコレートなら、アーモンド入りを選べば糖質量も抑えつつ、良質な油であるオレイン酸も摂れます。ダイエット中の間食には、低糖質おやつ以外に、ナッツ類もおすすめ。

一緒に飲むもので栄養をプラス

プラスするなら

- **緑茶**
- **烏龍茶**

お茶でビタミンC、ポリフェノールを補給!

- **プロテイン**

おやつ感覚でたんぱく質をプラス

おいしい腸活でやせ体質に

ヨーグルト

栄養価（1人分）

たんぱく質	約11g
脂質	約2g
炭水化物	約5g
糖質	約2g
食物繊維	約3g

※ギリシャヨーグルトの場合

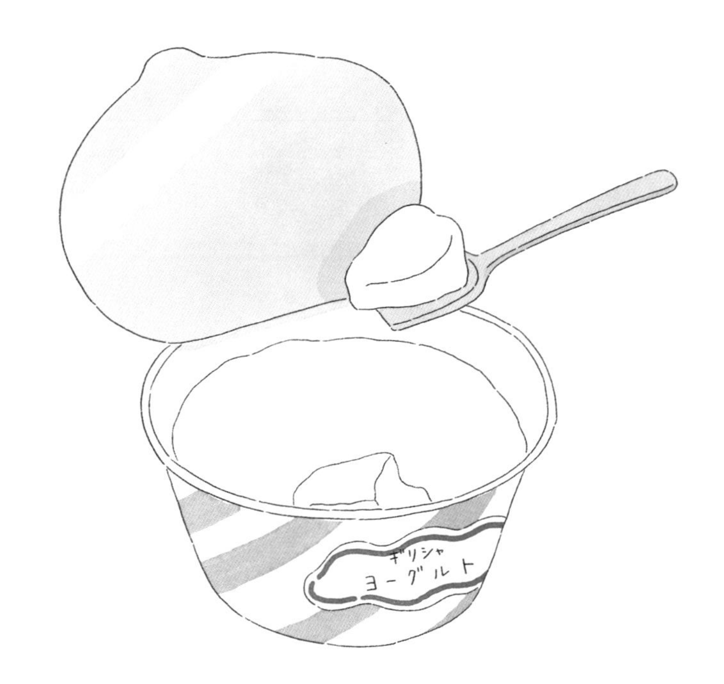

Point

腸内環境を整える朝食ルーティン

特にデトックスタイムの朝に食べたいヨーグルト。乳酸菌の働きで、ダイエット中に陥りがちな便秘対策にも大活躍。中でもギリシャヨーグルトはたんぱく質も豊富。ギリシャヨーグルト以外でも、糖質10g以下のものや脂肪が少ないものを選ぶといいでしょう。プレーンタイプには、はちみつやフルーツを入れてもOK。合わせるもので栄養もプラスできます。小腹がすいたときのおやつにもぴったり。

やせ体質づくりを応援！

＼プラスするなら／

- **プロテイン（粉末）**
- **きなこ**

おいしくたんぱく質を補う

- **ナッツ**

良質な油と食感もプラス！

COLUMN 2

便秘になったときは……

次の4つのポイントをチェック！

❶ 水分不足

便をやわらかく排便しやすい状態にするには、水分摂取が基本。コーヒーやお茶なども取り入れながら、1日に最低でも1・5〜2ℓは飲みましょう。

❷ 食物繊維不足

便秘の解消には、水溶性、不溶性の食物繊維をバランス良く摂ることがカギ。水溶性は海藻類、こんにゃく、大麦、不溶性はきのこ類、豆類、穀類、ごぼうなどに含まれます。1食あたり両手いっぱい分を摂れると理想的。

③ 脂質不足

極端な脂質制限をすると、腸が潤わず排便が滞りがちに。脂肪がつきづらいオレイン酸、α‐リノレン酸などを摂りましょう。オリーブオイルは小さじ1杯をそのまま飲んでも、炒め油として使っても、野菜にかけてもOK。

④ マグネシウム不足

マグネシウムは腸の動きを良くしてくれるので、わかめや昆布などの海藻類や豆腐、納豆、魚などを積極的に食べましょう。酸化マグネシウムを含む便秘薬に頼ってもOK。また硬水にもマグネシウムが豊富に含まれます。

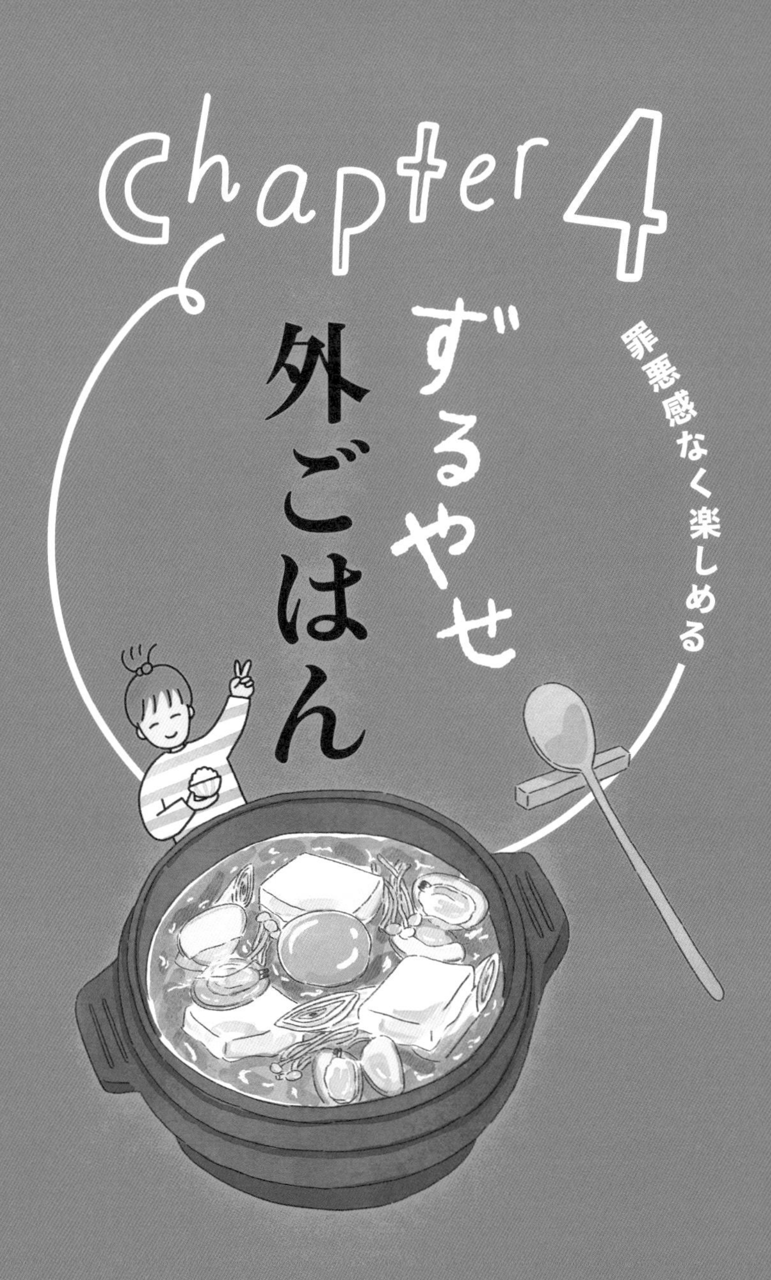
Chapter 4
罪悪感なく楽しめる
ずるやせ
外ごはん

ずるやせ外ごはん

和食の選び方

1

ごはんは「少なめ」でオーダー

和食メニューといえばごはんがつきものですが、食べすぎには注意。お茶碗に小盛を目安に、その分おかずを多めに食べましょう。なるべく白米ではなく、玄米や五穀米を選んでビタミン・食物繊維を補って。

2

まず主菜から決める

定食ではなく単品で頼むなら、肉か魚のメインディッシュを決めた後、野菜が摂れるサラダや味噌汁で調整を。まずはたんぱく質を確保し、食物繊維やそのほかの栄養素をプラスしていきましょう。

3

甘い味付けには注意

和食メニューで気をつけたいのはその味付け。和食は栄養が摂れてヘルシーなイメージがありますが、煮物などは砂糖が多く使われていて糖質がオーバー気味に。選ぶならシンプルな味付けにしましょう。

和食❶

赤身メインでやせ体質にリーチ！

刺身定食

栄養価（1人分）

たんぱく質	約33g
脂質	約11g
炭水化物	約44g
糖質	約39g
食物繊維	約5g

※米は少なめ（100g）で算出

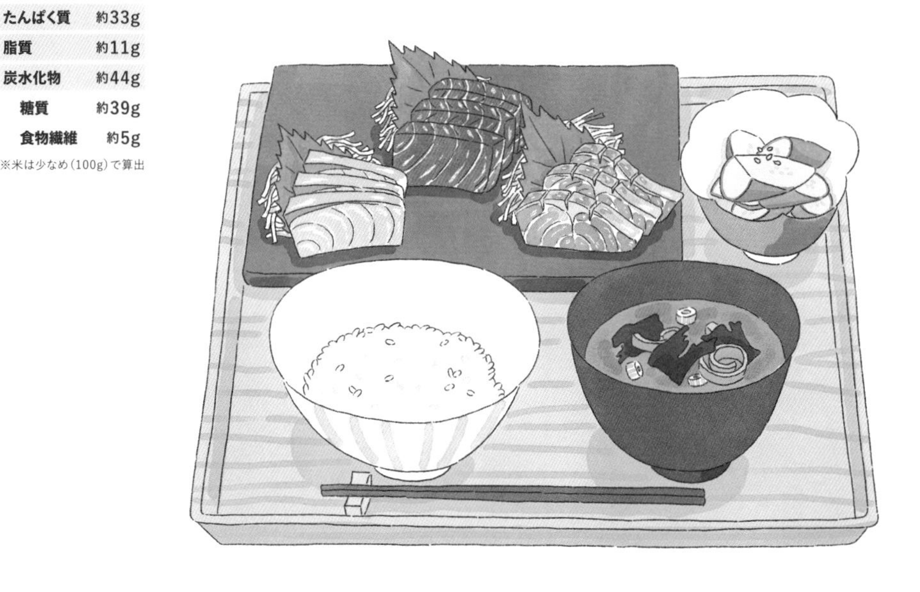

Check!

低糖質かつ
高たんぱくで
良質な油が摂れる
ハイパフォーマー

Point

高たんぱく&良質な油でダイエットを応援！

コレステロール分解作用のあるDHAやEPAを含み、デトックス効果も高い刺身。むくみに悩んでいる人にもおすすめです。特にマグロは糖質・脂質ともに少なく、ダイエットに最適。刺身は、マグロはもちろん、鉄分の豊富なカツオ、赤身魚以外でもアスタキサンチンを含むサーモン、必須アミノ酸を大量に含むアジなどを選べば間違いありません。ただし定食の場合、くれぐれもごはんを食べすぎないようにしましょう。

シンプルな味付けでカロリー減!

焼き魚定食

栄養価(1人分)

たんぱく質	約35.5g
脂質	約26g
炭水化物	約43g
糖質	約39g
食物繊維	約4g

※米は少なめ(100g)で算出

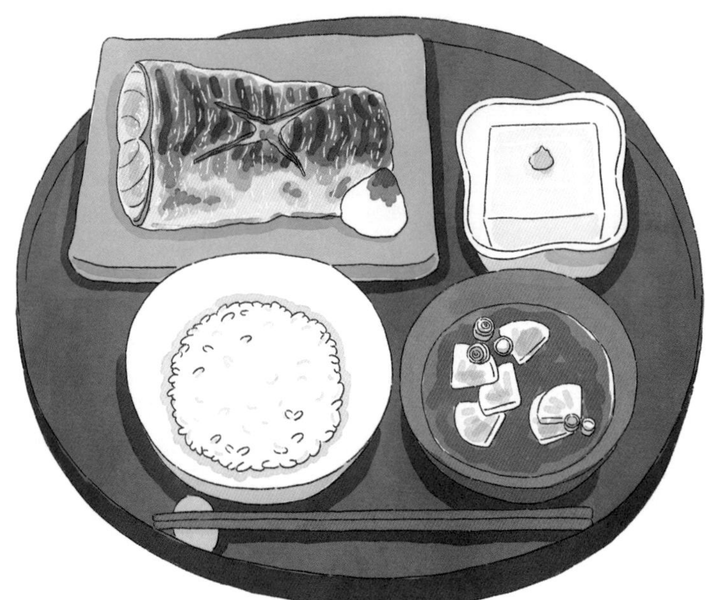

Check!

低カロリーで
栄養も豊富。
大根やレモンで
相乗効果も!

Point

アレンジでダイエット効果をプラス!

味付けの濃い煮魚と違い、消化を助ける大根おろしを添えたり、抗酸化作用のあるレモンを絞ったり、相乗効果のあるアレンジでダイエットの味方に。魚は焼くことでカロリーを抑えられますが良質な油が流れ出てしまうので、副菜などで補うように意識しましょう。脂の乗ったサバやほっけなどは良質な油が摂れる分、カロリーも高いので食べすぎには注意。具だくさんな味噌汁や酢の物などの小鉢もあるとベストです。

ずるやせ外ごはん

和食③

パサつきがちな肉もジューシーに

塩麹焼き定食

栄養価（1人分）

たんぱく質	約35.5g
脂質	約18g
炭水化物	約52g
糖質	約47g
食物繊維	約5g

※米は少なめ（100g）で算出

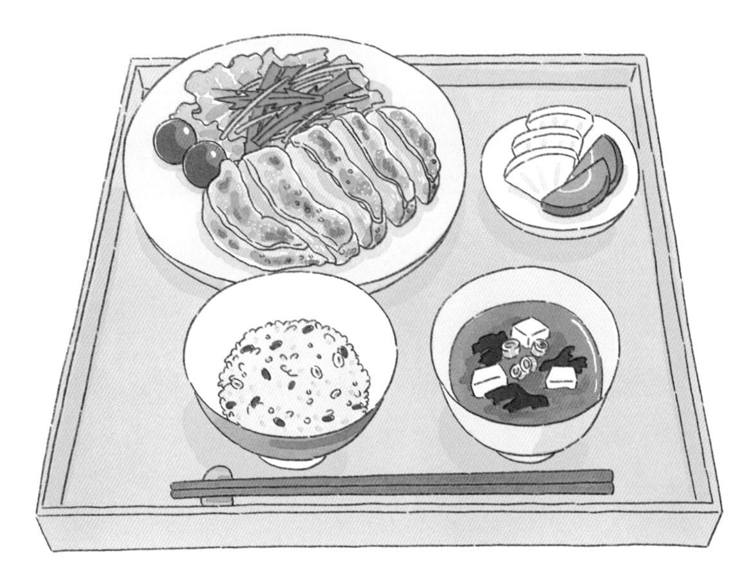

Check!

塩麹の効果で腸内環境を整えデトックス。美容効果も！

Point

乳酸菌＆酵素で溜めないからだへ

塩麹は酵素と乳酸菌を含み、腸活をサポートしてくれる発酵調味料。腸内環境を整えて、余計なものを溜めないからだに導きます。ダイエットにうれしい高たんぱくな鶏胸肉や豚ロースは、脂肪が少ない分、どうしてもパサつきがち。でも塩麹に漬けるだけでふっくらジューシーに早変わり。また塩麹にはビタミンB群が豊富に含まれるので、エネルギーの代謝もスムーズにしてくれます。

ずるやせ外ごはん

イタリアンの選び方

1

魚介類メインのメニューを

糖質の低さでダイエットメニューとしても注目のアクアパッツァなど、魚介類メインの料理がおすすめ。低脂肪でたんぱく質が取れ、必須脂肪酸の働きでコレステロール値を下げてくれます。

2

トマト×オリーブオイルが最強

トマトに含まれるリコピンは抗酸化作用があり、加熱することで体内への吸収率もアップします。また中性脂肪やコレステロール値を低下させる効果は、オリーブオイルで調理することでUP。強力なタッグの一品を選んで。

3

チーズは脂質の少ないものに

たんぱく質やカルシウム、ビタミンB_2などダイエットに欠かせない栄養素が詰まったチーズ。種類によっては脂質が多いため、カッテージチーズやモッツァレラチーズなどがおすすめです。

イタリアン❶

魚介と良質な油のコンビネーション

カルパッチョ

栄養価（1人分）

たんぱく質	約20g
脂質	約31g
炭水化物	約2.5g
糖質	約2g
食物繊維	約0.5g

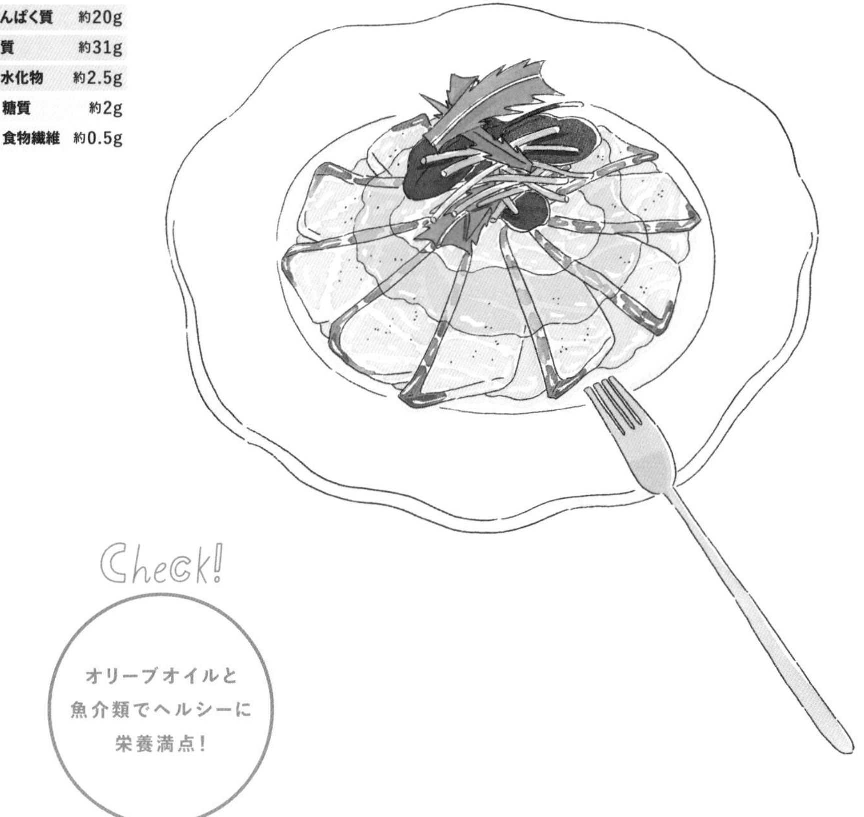

Check!

オリーブオイルと
魚介類でヘルシーに
栄養満点！

Point

手軽に地中海式ダイエット！

オレイン酸やポリフェノールが豊富でさらに便秘防止にも効果のあるオリーブオイル。ビタミン、ミネラルが豊富なホタテやサーモンを使ったカルパッチョにもやせ効果が。ダイエット中でも良質な油とたんぱく質を摂ることが大切です。カルパッチョ以外でも、茹でたきのことオリーブオイルを組み合わせたマリネやアヒージョもおすすめ。

トマト煮込みで栄養たっぷり!

トリッパ(ハチノス)

栄養価(1人分)

たんぱく質	約18g
脂質	約33g
炭水化物	約11.5g
糖質	約8.5g
食物繊維	約3g

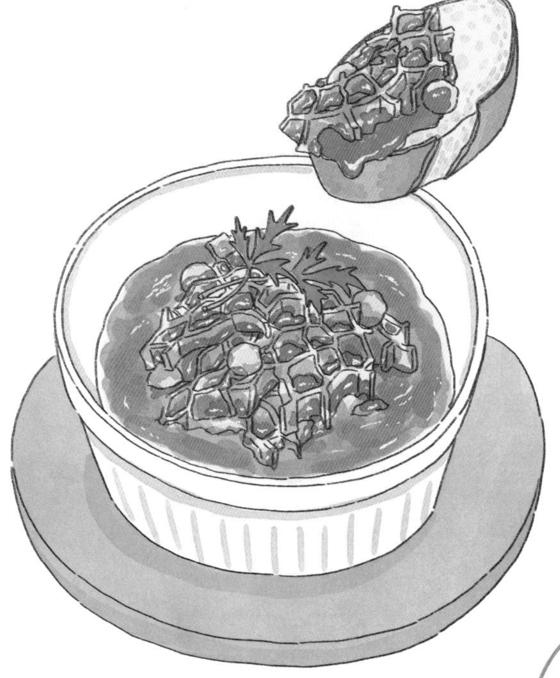

Check!

消化吸収に優れ
栄養の宝庫なのに
低カロリー!

Point

栄養バランス抜群の肉料理

トリッパ(ハチノス)は牛の第二の胃袋。調理用に下処理がされているため、低カロリーで消化が良い部位です。疲労回復効果のあるビタミンB_1やミネラルなどをバランス良く含み、良質なたんぱく質もたっぷり。じっくり長時間煮込むことで、トマトに含まれるリコピンの脂肪燃焼効果が高まります。

イタリアン③

迷わず選びたい逸品

アクアパッツァ

栄養価（1人分）

たんぱく質	約34g
脂質	約25g
炭水化物	約15g
糖質	約11g
食物繊維	約4g

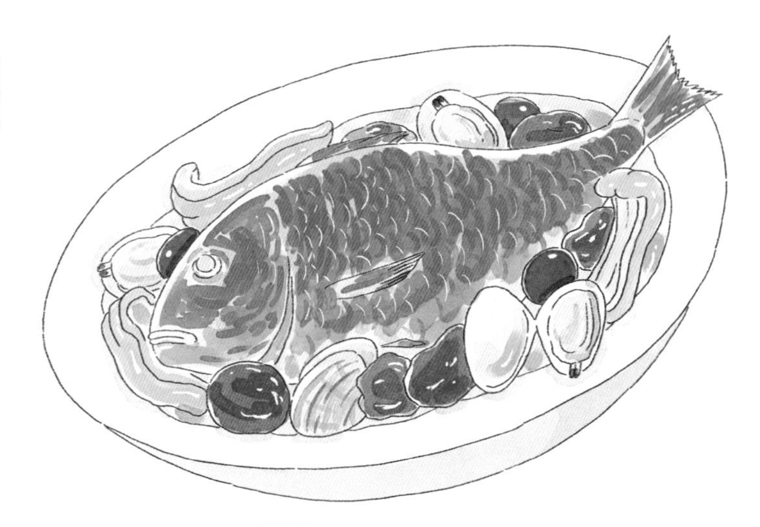

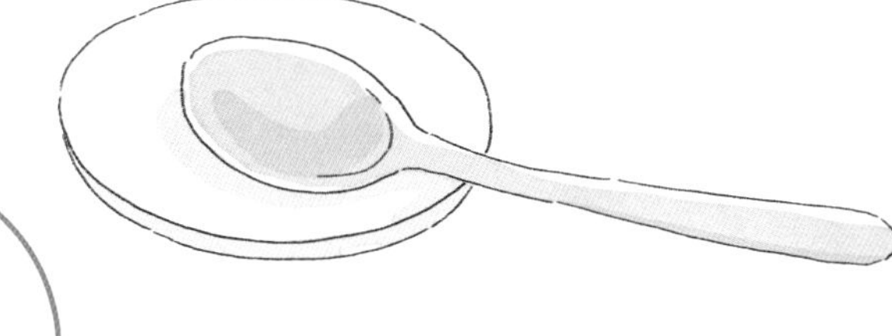

Check!

低カロリーで
ヘルシーなのに
栄養満点&
味も大満足!

Point

ダイエット中に必要な栄養素が凝縮!

シンプルな調理法ながら魚介の旨味が凝縮されたアクアパッツァは、ダイエット中でも安心して食べられる一皿。メインの材料となる白身魚はたんぱく質が豊富で低脂肪。ビタミンやリコピンが豊富なトマトやオリーブオイルがその吸収を助けてくれ、まさにいいことづくめ。また脇役のアサリなどからもミネラルを摂取できます。

中華の選び方

1

お茶を飲みながら食べる

中国茶には糖質や脂質の吸収を抑える働きがあるため、食事と一緒に飲むと良いでしょう。烏龍茶のほか、プーアール茶、ジャスミン茶にも同様の効果が。食べすぎを防止してくれる強い味方です。

2

シンプルな味付けの料理を選ぶ

比較的糖質が少ない青菜や肉の炒め物など、調理法がシンプルな料理がおすすめ。とろみをつけるためのあんかけは片栗粉を使っているため糖質が高くなります。酢豚などの砂糖の甘みにも注意しましょう。

3

油を多く使った料理は避けて

中華料理は脂肪に変わりやすい動物性脂や植物性油を使用するものが多く、カロリーも高くなりがち。揚げ物は極力避け、なるべくシンプルな調理法のものを選び、和え物やザーサイを箸休めに食べすぎをセーブして。

中華❶

不足しがちな栄養素をチャージ

レバニラ炒め

栄養価（1人分）

たんぱく質	約22.5g
脂質	約11g
炭水化物	約13.5g
糖質	約12g
食物繊維	約1.5g

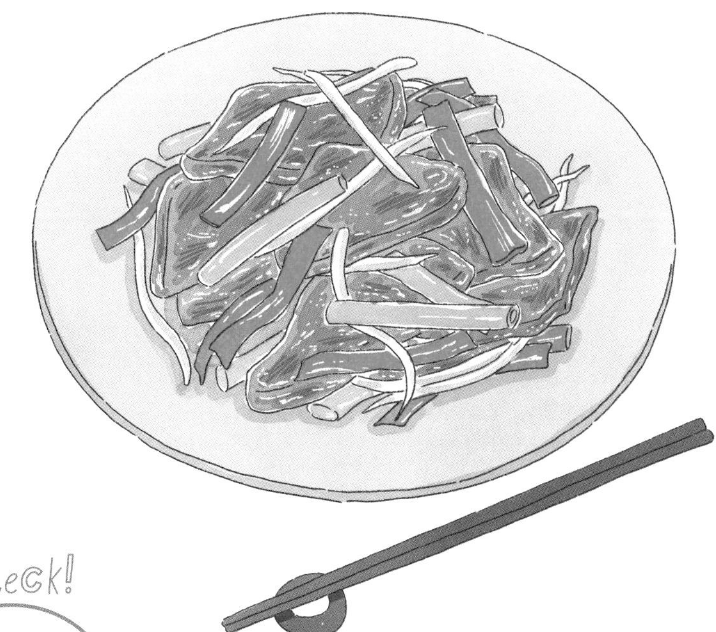

Check!

女性にうれしい
栄養素が
一皿で摂れて
スタミナも！

Point

ダイエット&美肌効果のどちらも叶える！

ニラには、ダイエットに欠かせないビタミンB群の吸収を助けるアリシンや、ビタミンCも豊富。また、レバーはたんぱく質や女性に不足しがちな鉄分を多く含んでいるうえに、低カロリーな食材です。女性にもうれしい栄養素がたっぷりで食べ応えもあり、スタミナもしっかりつく大満足の一皿。

中華❷

脂質の吸収をゆるやかに

酢辣湯（サンラータン）

栄養価（1人分）	
たんぱく質	約21g
脂質	約13g
炭水化物	約19g
糖質	約13g
食物繊維	約6g

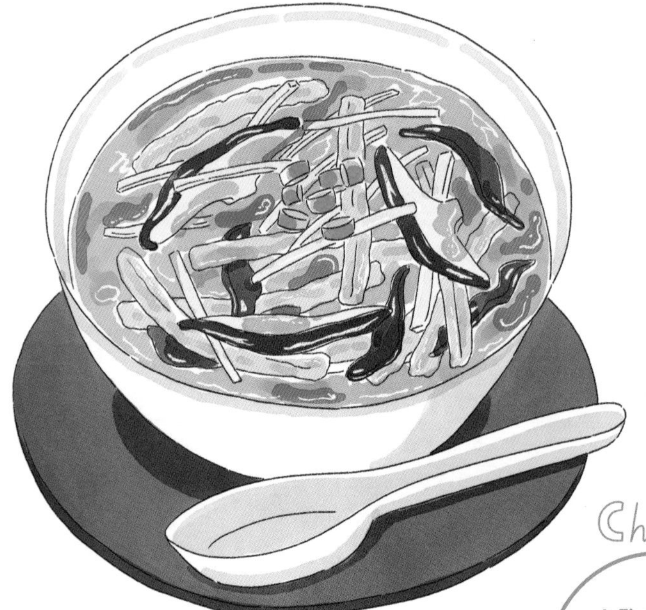

Check!

お酢で脂質の
吸収を抑える！
からだを温め
満足感を

Point

ダイエット中でも安心の低糖質な中華スープ

豆腐や卵を鶏ガラベースのスープで煮込み、酢を回し入れた一皿。中華料理なのに低カロリーで糖質も低いのです。完全栄養食である卵や植物性たんぱく質が摂れる豆腐で腹持ちも良し。お酢が血糖値の上昇や脂質の吸収をゆるやかにしてくれます。こってりしたものが多い中華料理の中に取り入れたいさっぱりスープ。

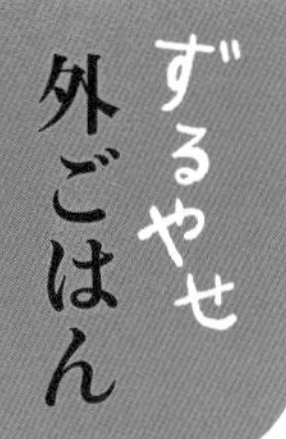

中華③

低糖質で栄養が豊富！

青椒肉絲（チンジャオロース）

栄養価（1人分）

たんぱく質	約17g
脂質	約11g
炭水化物	約11g
糖質	約10g
食物繊維	約1g

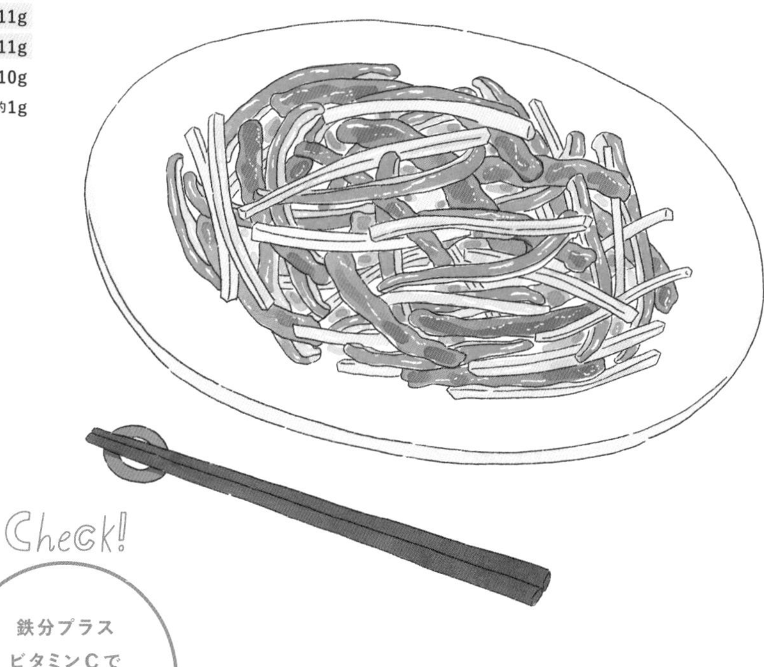

Check!

鉄分プラスビタミンCで疲労回復効果も期待！

Point

脂肪の燃焼効果と腹持ちの良さを両立！

牛肉、ピーマン、タケノコと、低糖質な食材を使っているので、実は中華料理の中でも糖質は低めの一皿。牛肉に含まれるL-カルニチンには高い脂肪燃焼効果があり、ピーマンに含まれるビタミンCはたんぱく質と一緒に摂ることでコラーゲンの合成を促すなど、美容にも良い効果が。油に気をつければダイエットに適したメニューです。

ずるやせ外ごはん

韓国料理の選び方

1

唐辛子の脂肪燃焼効果を狙って

唐辛子に含まれるカプサイシンは、からだを温めて脂肪燃焼効果をアップさせるだけでなく、便通を促進する効果も。刺激物なので摂りすぎると胃が荒れることもあるため、あくまでも適量を心がけましょう。

2

付け合わせの野菜をたっぷり

ナムルやサンチュ、ビビンバやキムチなど韓国料理には野菜を多く使ったメニューが豊富。これらを始めに食べ、食物繊維をたっぷり摂れば、血糖値の上昇を防いでやせ体質に!

3

キムチなどの発酵食品で腸活を

各種キムチをはじめ、コチュジャンなど発酵食品が優秀。おいしく食べて腸内環境を整えてくれるから、便秘予防はもちろん、美容にもうれしい効果が期待できます。ただし塩分が多いので、食べすぎには注意。

韓国料理❶

カプサイシンで燃焼効果UP

スンドゥブ

栄養価（1人分）

たんぱく質	約24g
脂質	約16g
炭水化物	約49g
糖質	約46g
食物繊維	約3g

※米は少なめ（100g）で算出

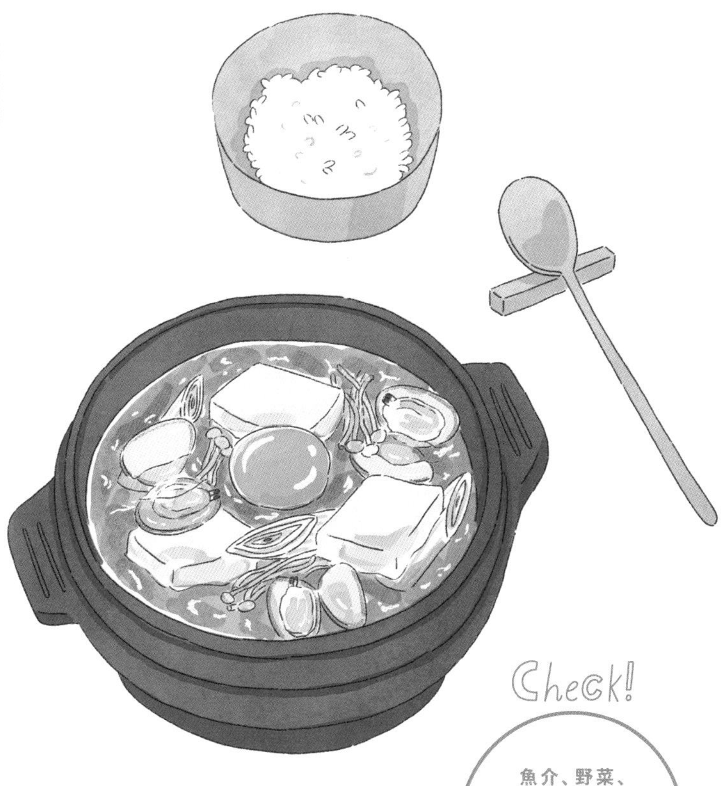

Check!

魚介、野菜、
豆腐と豊富な具材！
唐辛子の効果で
燃焼率アップ

Point

からだも温まる低糖質で栄養たっぷりスープ

魚介類や肉、豆腐、野菜を唐辛子の辛いスープで煮込んだ鍋料理。スープ自体は低糖質なので、一緒に食べるごはんも「少なめ」にすれば糖質も抑えられます。豆腐が主食代わりになるので、低糖質でも満足感あり。からだも温まって栄養豊富な一品ですが、塩分を多く含むのでスープを飲みすぎないように注意しましょう。

韓国料理❷

優しいスープで温まりたい

ソルロンタン

栄養価（1人分）

たんぱく質	約31g
脂質	約5g
炭水化物	約41g
糖質	約39g
食物繊維	約2g

※米は少なめ（100g）で算出

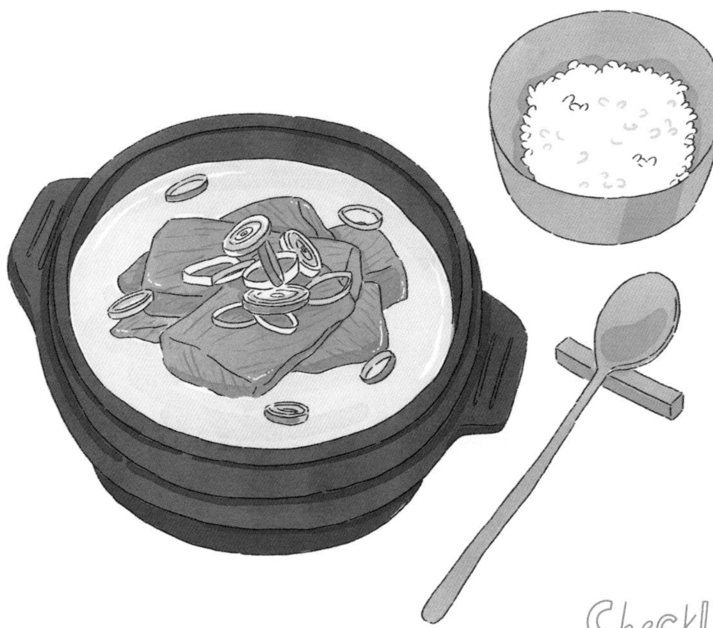

Check!

知る人ぞ知る
韓国の隠れた
スタミナスープは
やせ効果も絶大！

Point

脂肪を燃焼してくれる魔法のスープ

牛の骨や足の筋肉、内臓などをじっくりと煮込んだ白湯（ぱいたん）スープ。サムゲタンと並ぶ栄養満点のスープですが、ダイエット的にはこちらに軍配が上がります。牛の良質なたんぱく質にカルシウム、ビタミンB_1、B_2も摂れるため、肉体疲労やメンタル回復、脂肪燃焼まで期待できるスープなのです。コラーゲンもたっぷりで美肌効果も期待！

韓国料理③

豚のビタミンで糖質セーブ！

ポッサム

栄養価（1人分）

たんぱく質	約26g
脂質	約27.5g
炭水化物	約8.5g
糖質	約7g
食物繊維	約1.5g

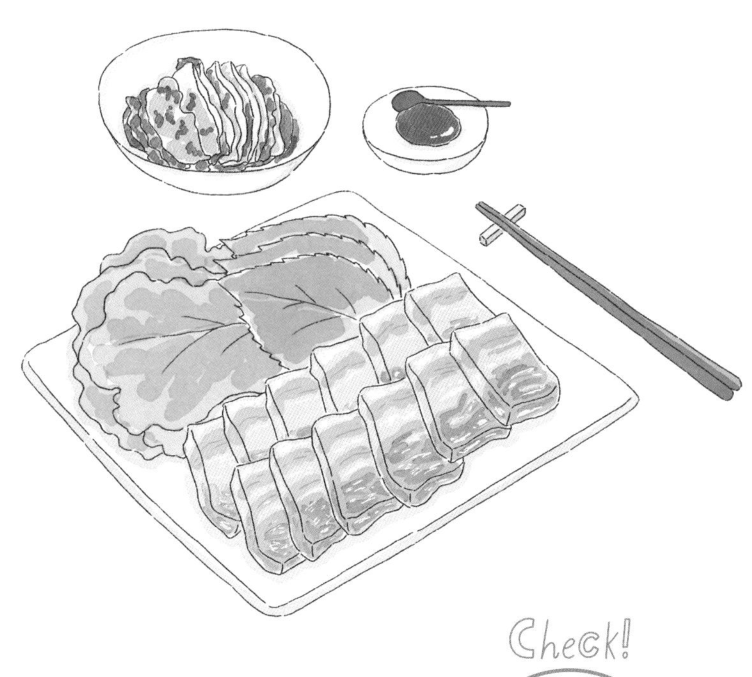

Check!

豚肉に含まれるビタミンB_1はキムチと食べて代謝UP！

Point

豚とキムチは栄養的にも相性抜群！

糖質の分解を助けてエネルギーに変換してくれる豚肉のビタミンB_1は、ダイエットの頼もしい助っ人。ポッサムは豚肉を塩茹でしたもの、もしくは蒸したものなのでとてもヘルシー。キムチと一緒にサンチュで包んで食べれば、代謝UPが期待できます。味だけでなく栄養的な組み合わせもばっちりの一品。

ずるやせ外ごはん

ファミレスでの選び方

1

甘い誘惑に負けない！

ファミレスで要注意なのは、糖質がたっぷりのメニュー。甘いスイーツはもちろん、ポテトサラダや甘い味付けの定食、ごはんメインの丼系などの誘惑には気をつけて。まずたんぱく質を摂れる主菜から選びましょう。

2

主菜をメインに組み合わせる

カレーライスやパスタなど一皿で満足できるメニューもたくさんありますが、糖質が過剰になりやすいのでNG。たんぱく質の摂れる主菜を決めたら、付け合わせでサラダをプラスしたり、もの足りないときは「少なめ」のライスを頼みましょう。

3

ドリンクバーを賢く使う

食事中は脂肪の吸収を抑え、ポリフェノールも多い烏龍茶やプーアール茶に。食後はブラックコーヒーで脂肪燃焼を狙って。カフェインレスなら、むくみを解消してくれるルイボスティーがおすすめです。

ファミレス①

大好きなメニューも味付けでヘルシーに！

和風ハンバーグ

栄養価（1人分）

たんぱく質	約19g
脂質	約15g
炭水化物	約52g
糖質	約48g
食物繊維	約4g

※米は少なめ（100g）で算出

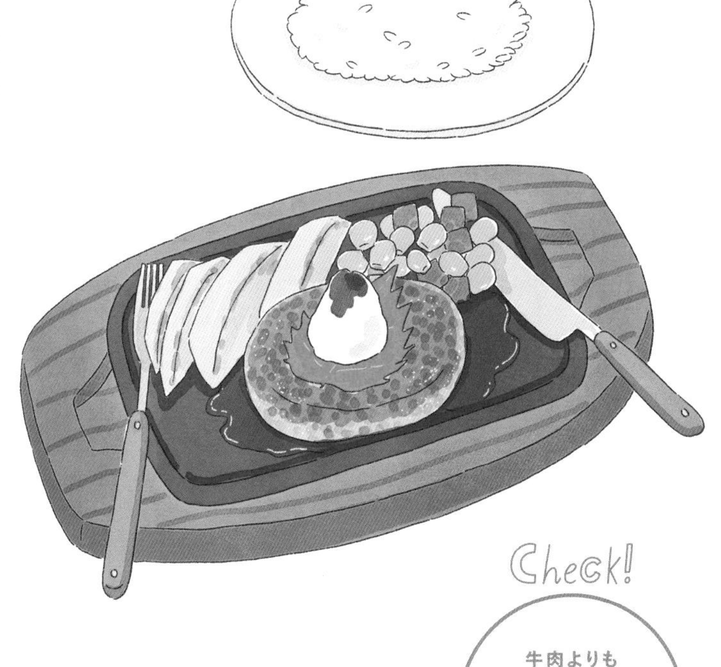

Check!

牛肉よりも
鶏肉や豆腐！
和風仕立てで
さっぱりと

Point

女性に欠かせない栄養素が摂れる！

人気のハンバーグはたんぱく質が豊富で、加えてビタミン・ミネラルも豊富なのです。最近増えてきた低糖質メニューから豆腐や鶏肉メインのものを選ぶのもおすすめ。デミグラスソースよりも、和風のソースで糖質・脂質を抑えて。さらに大根おろしが付いていればたんぱく質の消化を助けてくれます。

ガッツリお肉をいただきます!

赤身肉のステーキ

栄養価（1人分）

たんぱく質	約27g
脂質	約8g
炭水化物	約37.5g
糖質	約36g
食物繊維	約1.5g

※米は少なめ（100g）で算出

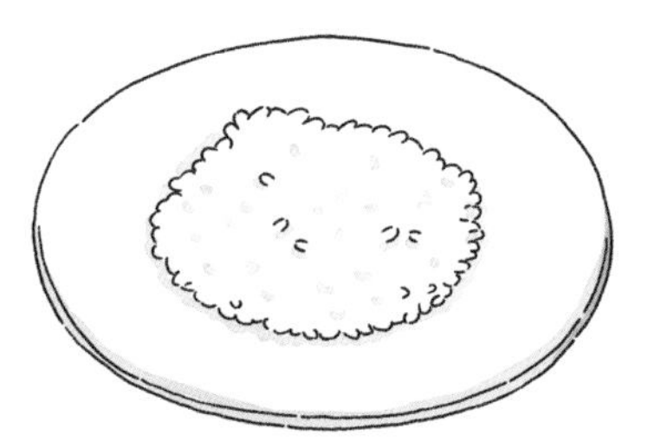

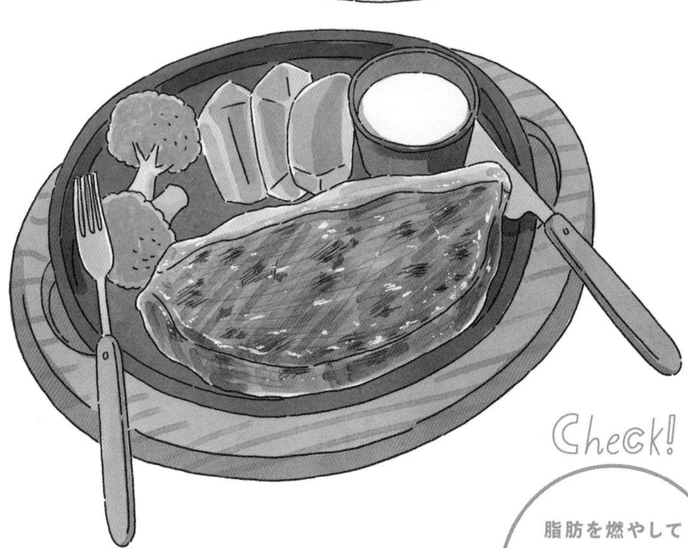

Check!

脂肪を燃やして
筋肉も維持!
ダイエットを
全力でサポート

Point

美しい体をつくる栄養素がたっぷり!

ダイエット中にステーキなんて罪悪感が……でも、赤身肉なら大丈夫! 赤身肉にはたんぱく質はもちろん、代謝を助けてくれるビタミンB群や、脂肪燃焼を促すL-カルニチンも豊富。また女性に不足しがちな鉄分や筋肉の合成を促すクレアチンという栄養素も豊富で、ダイエットを力強くサポートしてくれる大満足のメニューです。

ファミレス③

ボリュームがあるのに低脂肪

グリルチキン

栄養価（1人分）

たんぱく質	約34g
脂質	約17g
炭水化物	約37g
糖質	約35.5g
食物繊維	約1.5g

※米は少なめ（100g）で算出

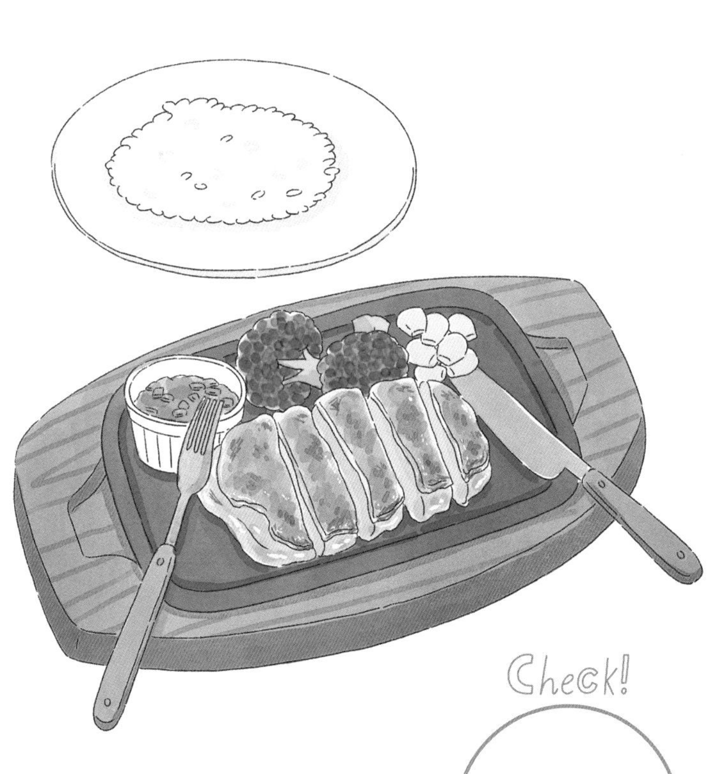

Check!

腹持ちが良いから
トータルの食事量も
減らせる！

Point

栄養素もお腹もこれ一品で満足！

高たんぱくで低脂肪、ずるやせ食材でもイチオシの鶏肉はファミレスでもメニューが豊富。中でもおすすめしたいのがグリルチキン。牛肉や豚肉のステーキよりも付け合わせがヘルシーで、ボリューム感もばっちり。ワンプレートで満足度も高いので、ごはんなどの炭水化物がなくてもお腹が満たされるでしょう。

焼肉の選び方

ずるやせ外ごはん

1

部位を選んでオーダー

賢い選び方を押さえればダイエット中も楽しめる焼肉。脂質の多いカルビは避け、ロースやタン、ミノ、レバーやハラミなどを。味付けは塩がおすすめ。一切れ約20gとして、1食に10〜15枚までは食べてOKです。

2

烏龍茶で脂肪吸収を抑える

烏龍茶に含まれる独自のポリフェノールは、脂肪吸収を邪魔する働きがあるので焼肉のお供にうってつけ。肉の余分な脂肪分を体外に排出するので、食前、食中、食後に積極的に飲むように心がけましょう。

3

野菜を味方につける

いきなり肉を焼かず、まずは野菜から食べることを忘れずに。サラダでも焼き野菜でも、わかめスープでもキムチでも構いません。食物繊維を最初に摂って血糖値の上昇を抑えた上で、焼肉を楽しみましょう。

焼肉❶

低カロリーで実はダイエット向き！

ハラミ

栄養価（1人分）

たんぱく質	約15g
脂質	約27g
炭水化物	約0.3g
糖質	約0.3g
食物繊維	0g

※100gあたり

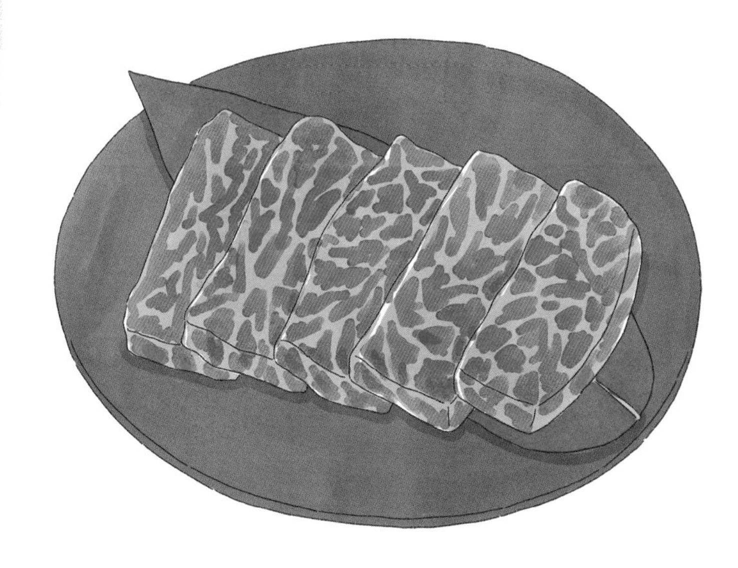

Check!

ゆっくり噛んで
たんぱく質＆
カリウム摂取で
スッキリ！

Point

噛みごたえ抜群で満腹中枢を刺激

高たんぱくで低カロリーなハラミは、100gあたり約300カロリーと低め。筋肉を維持し、代謝がアップするたんぱく質を効率的に摂取できる部位なのです。またカリウムを多く含んでいるため、むくみの原因となる塩分や老廃物をデトックスしてくれる効果も。かみごたえもあり、お腹もしっかり満たしてくれます。

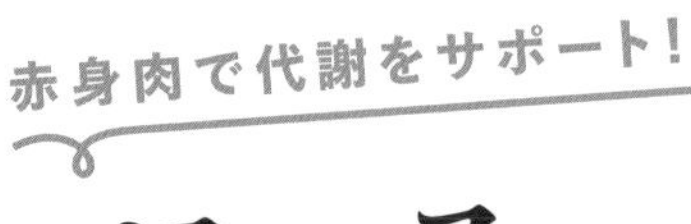

ロース

栄養価（1人分）

たんぱく質	約18g
脂質	約17g
炭水化物	約0.1g
糖質	約0.1g
食物繊維	0g

※100gあたり

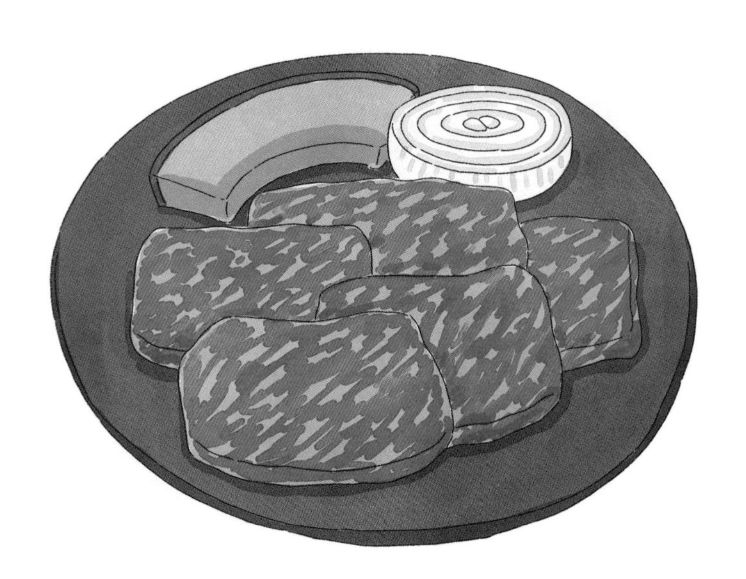

Check!

甘辛いタレより
塩やレモンで
味変しながら
楽しむのが吉!

Point

やせ体質に導いてくれる赤身肉の代表

良質なたんぱく質、ビタミン、ミネラルを含み、代謝をサポートしてくれる赤身肉のロースは積極的に頼みたいお肉。こってりとしたタレとの相性も良いのですが、つけすぎは禁物。塩やわさびをつけたり、レモンなどを絞ったりして、肉本来の旨味を楽しむようにしましょう。一緒に野菜も食べて脂質の吸収をゆるやかに。

焼肉③

長ネギと食べればやせ効果増大

タン

栄養価（1人分）

たんぱく質	約13g
脂質	約32g
炭水化物	約0.2g
糖質	約0.2g
食物繊維	0g

※100gあたり

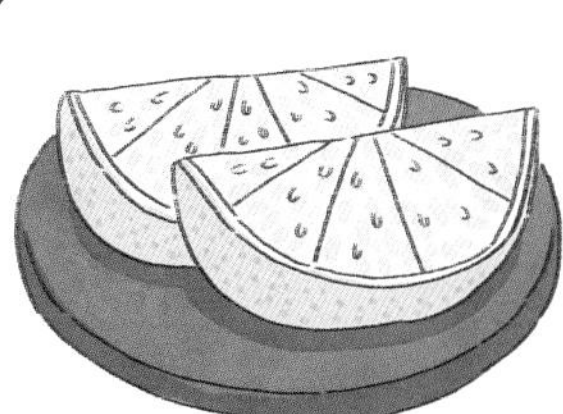

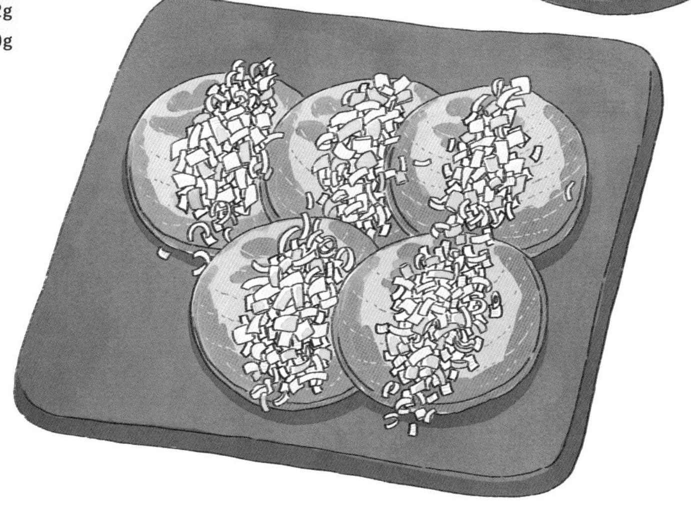

Check!

レモン汁とたっぷりネギをプラスして脂肪を燃やす！

Point

たっぷりのネギ+レモンで燃焼！

タンもたんぱく質を豊富に含む部位。ぜひたっぷりの長ネギを包んで食べましょう。タンのビタミンB_1は長ネギに含まれるアリシンと一緒に摂ることで、体内に長くとどまって糖質の代謝を助けてくれます。レモン汁をかけて食べれば、さらに脂肪の吸収を抑える効果も期待できます。しっかり食べながら燃焼できる優秀なお肉です。

寿司の選び方

1

寿司ネタを上手に選ぶ

おすすめは赤身魚。たんぱく質だけでなくオメガ3脂肪酸や鉄分も補給できます。そのほか良質な油が豊富な青魚や、ビタミン・ミネラルを含むホタテやタウリンが豊富な甘エビもおすすめ。食べる量は「8貫」くらいでストップしましょう。

2

アレンジ寿司には要注意

最近は純粋な生魚のネタ以外にも、お肉がのったものやマヨネーズやコーンなどを使ったアレンジ寿司も増えています。こうしたアレンジ寿司は糖質が多かったり、太る油を含んでいたりするので、純粋なお寿司を選んで。

3

サイドメニューに注目！

お寿司の食べすぎを防ぐには、海藻たっぷりの味噌汁や茶碗蒸しなどのサイドメニューのオーダーがおすすめ。満腹感を得られるうえ、ダイエットに不可欠な食物繊維やそのほかの栄養素を摂ることができます。

寿司❶

不足しがちな鉄分がたっぷり!

赤身の握り

(マグロ、カツオなど)

栄養価(1人分)

たんぱく質	約8g
脂質	約2g
炭水化物	約16g
糖質	約15g
食物繊維	約0.6g

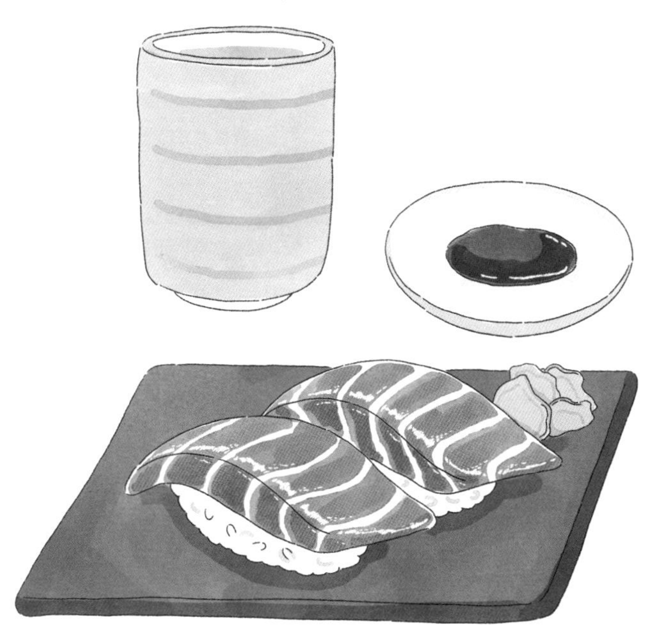

Check!

低糖質&
低脂質なのに
からだにうれしい
栄養素が豊富!

Point

ダイエット効果の高いマグロを優先的に

赤身魚には筋肉を作るたんぱく質や代謝を助けるビタミンB群が豊富。またマグロはダイエット中に不足しがちな鉄分も補える優秀さ。マグロを選ぶなら赤身がおすすめですが、中トロ、大トロでもOKです。ほかのネタであれば鉄分豊富なカツオ、赤身魚以外では、抗酸化作用を持つアスタキサンチンを含む白身魚のサーモンなどもおすすめ。

オメガ3脂肪酸でコレステロール撃退！

青魚の握り

（さんま、アジ、イワシ、サバなど）

栄養価（1人分）

たんぱく質	約7g
脂質	約1g
炭水化物	約16g
糖質	約15g
食物繊維	約0.6g

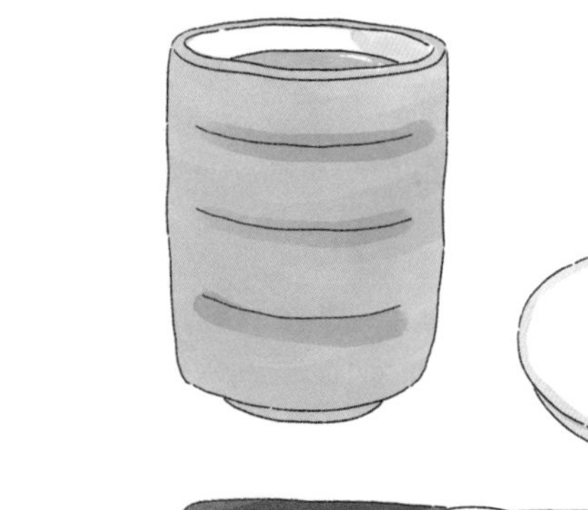

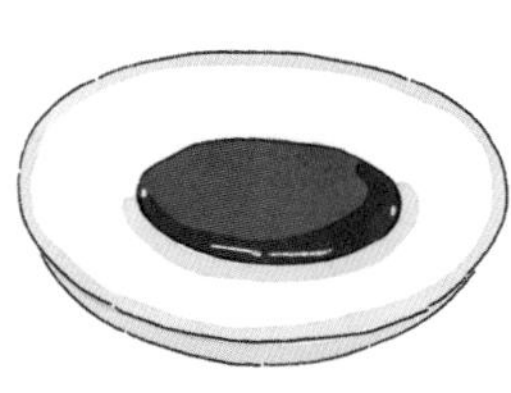

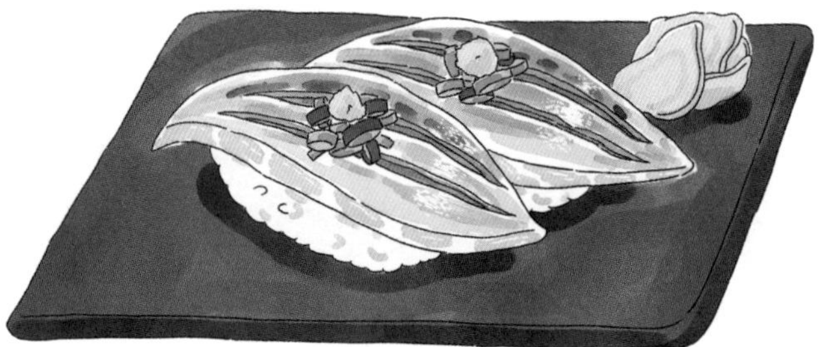

Check!

さっぱりとした
魚から食べ始め
食欲をしっかり
セーブしていく

Point

オメガ3脂肪酸が豊富な光り物を積極的に！

DHAやEPAなどの良い油を含むさんま、アジ、イワシ、サバなどを選びましょう。体内で優先的に燃焼されやすく、脂肪になりづらいのでダイエット中も安心して食べられます。ほかにも脂質の少ない貝や、食感が良く食欲が抑えられるタコやイカもおすすめ。ただ栄養が偏らないよう上手に組み合わせましょう。

寿司❸

お寿司の食べすぎ防止に

茶碗蒸し

栄養価（1人分）

たんぱく質	約7g
脂質	約3g
炭水化物	約2g
糖質	約2g
食物繊維	約0.4g

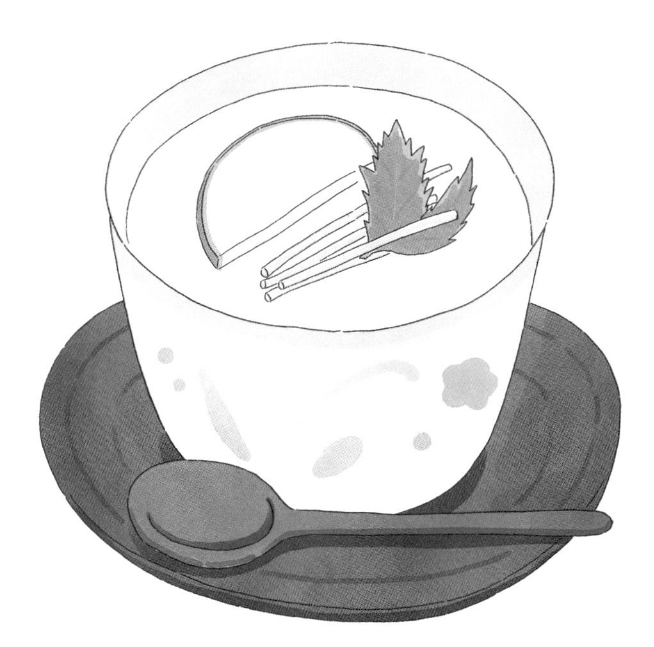

Check!

お寿司の間に
上手に挟んで
止まらない食欲を
コントロール！

Point

合間に食べてお腹を満たしてくれる！

低糖質でダイエット中でも安心して食べられる一品。カロリーをセーブしつつ、お腹を満たしたいときの救世主になってくれます。卵を出汁でのばして油を使わず蒸しているから、一人前あたり60カロリー前後という低カロリーさ。卵と具材でお寿司では摂れない栄養も補給。茶碗蒸しのほかに味噌汁などで食物繊維を補うのもおすすめです。

COLUMN 3

肌が荒れてしまったときは……

ダイエット中は生活習慣の変化で肌が荒れやすくなります。美容にいい栄養素も摂りつつ、食事の偏りに気をつけましょう。

❶便秘も引き金に

肌荒れは便秘と連動しているケースが多く、デトックスがうまくできないために肌の新陳代謝が落ちることも。便秘の原因がそのまま肌荒れの原因にもなるので、まずは便秘を解消していきましょう（p72参照）。

❷脂質不足

便秘の原因にもなる脂質不足。特に乾燥肌の人は肌のバリア機能を担う皮脂が不足しがちです。そこでおすすめなのがオリーブオイルに含まれるオレイン酸。オレイン酸は皮脂に近い成分で、不足した皮脂を補う効果を期待できます。ただ、オイリー肌の場合は皮脂が過剰になるので控えましょう。

❸ビタミン補給

プラスαで美容成分を取り入れるのもいいでしょう。おすすめは鶏肉、豚肉、牛肉から摂れるたんぱく質とビタミンB_2、B_6など。たんぱく質は肌を構成する材料となり、ビタミンB_2、B_6は過剰な皮脂分泌を防ぐ効果があるので、毛穴詰まりなどの改善が期待できます。

Chapter 5

ずるやせ飲み

飲むのも我慢しない！

これがずるやせ飲み

「ダイエットを成功させるにはお酒も諦めなきゃだめ？」

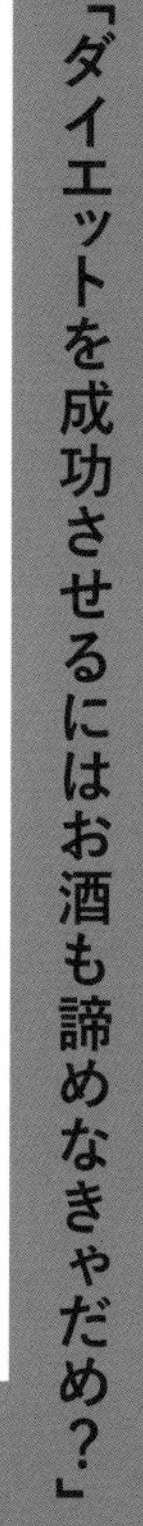

いいえ、太らないお酒にスイッチすれば大丈夫です。

いくつかのルールを守ればおつまみだって食べてＯＫ。
お酒と上手に付き合えたらストレスも減って、
なおかつやせられる、それが「ずるやせ飲み」なのです。

お酒で太る原因は代謝の低下

実はアルコール自体のカロリーは熱として発散されるので脂肪にはなりにくいのです。しかしアルコールを分解するのにビタミンやミネラル、酵素が使われるので代謝が落ちて太りやすい状態に。一緒に食べたおつまみの糖質や脂質が代謝されにくくなるため太るのです。

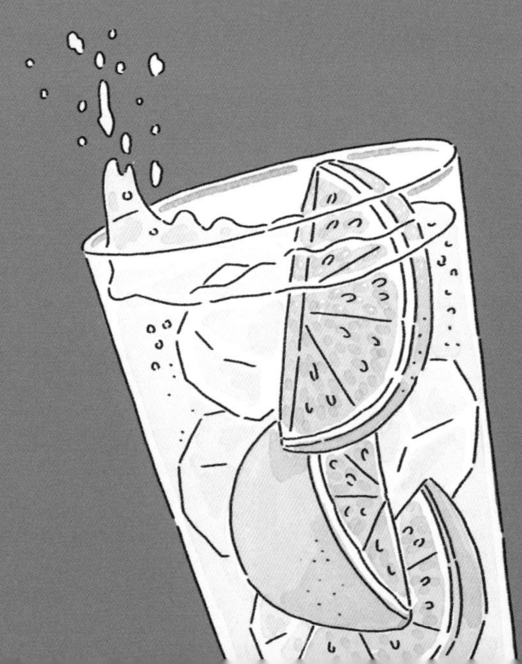

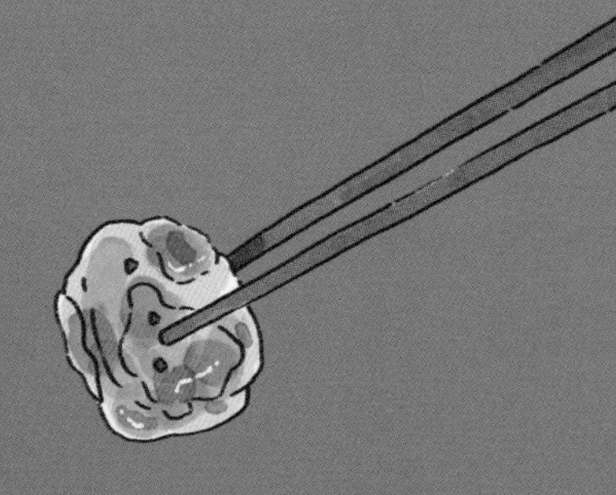

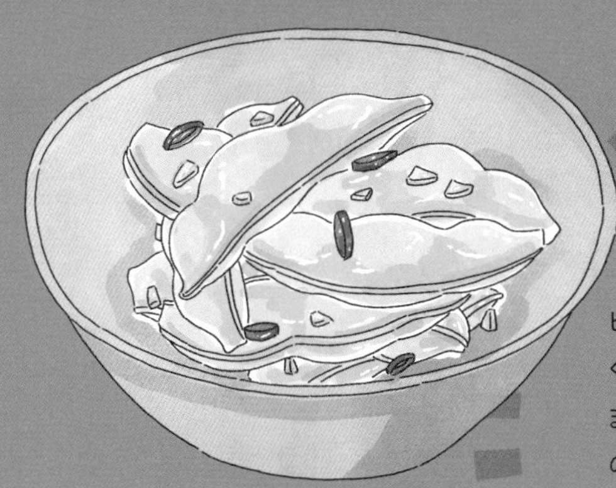

太るお酒と太らないお酒

ビールや日本酒、ワインなどは糖質を多く含むので太りやすいお酒。糖質をあまり含まないウイスキー、焼酎、ジンなどの蒸留酒が太りにくいお酒です。度数が高いとカロリーも高くなるので、なるべく割って飲んで。1回1～2杯で納めるのがベスト。

おつまみでやせやすく

アルコールを分解するとき、ビタミンやミネラルを大量に消費します。そのため、食べないで飲むと栄養不足で代謝が低下するので、かえって太りやすいからだに。アルコール分解で消費されてしまうビタミンやミネラル、たんぱく質をおつまみで補いましょう。

お酒を飲む前後も大切！

お酒を飲む前に無糖のヨーグルトなどの乳製品を食べると、胃に膜を張ってアルコールの吸収率を下げてくれます。飲んだ翌日も代謝が下がっているので、糖質・脂質の高いものは避け、飲酒で失われた水分やマグネシウムを補って。

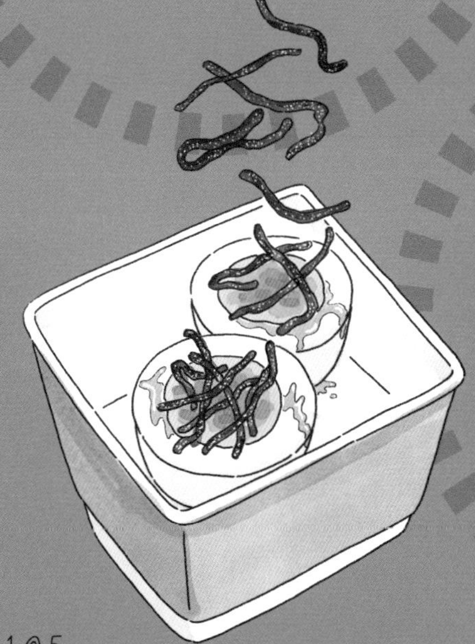

迷ったらこれ！

ずるやせ

酒の選び方

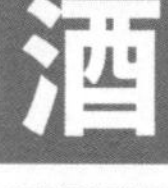
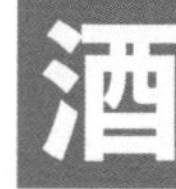

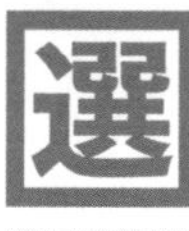
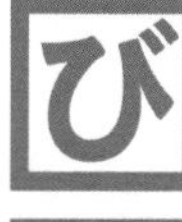
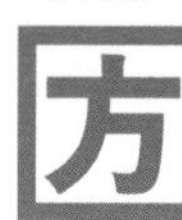

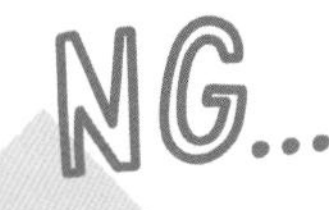

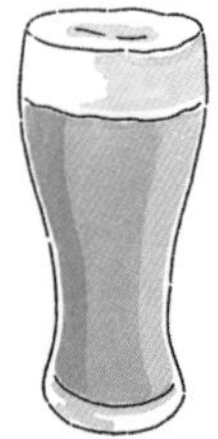

ビール

糖質が多く、アルコール度数も低めなので大量に飲みがち。どうしても飲みたいときは糖質オフを選びましょう。

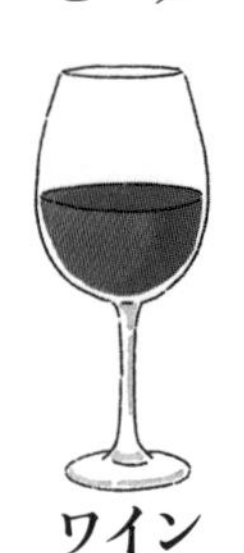

ワイン

糖度の高い白ワインは控えめに。日本酒やビールに比べ糖質低めの赤ワインは2～3杯程度ならOK。

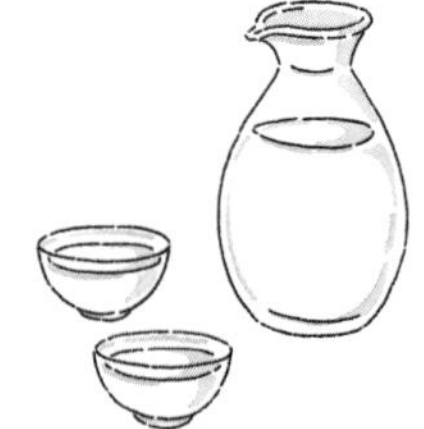

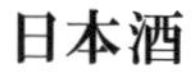

日本酒

米が原料なので糖質・カロリーともに高め。最近は糖質オフのものもあるので代わりに飲むのもいいでしょう。

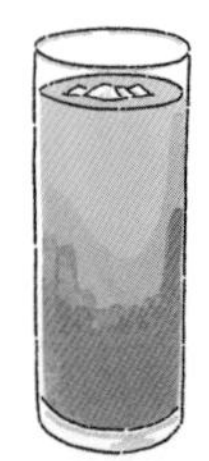

カクテル

甘いリキュールにはかなりの砂糖が。ジュースで割ったサワーも糖質が多いので飲むなら生絞り系がおすすめ。

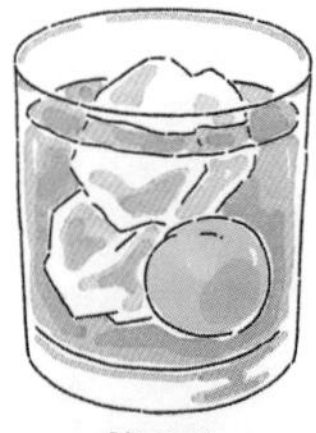

梅酒

製造工程で大量の氷砂糖を使っているので、糖質はかなり多め。飲むならロックではなく、水や炭酸で割って。

お酒はカロリーだけではなく、その中に含まれる糖質の影響が大きいのです。
また、アルコールの代謝に伴って中性脂肪の合成も進んでしまうので、
どんなお酒も飲みすぎないようチェイサーの用意も忘れずに！

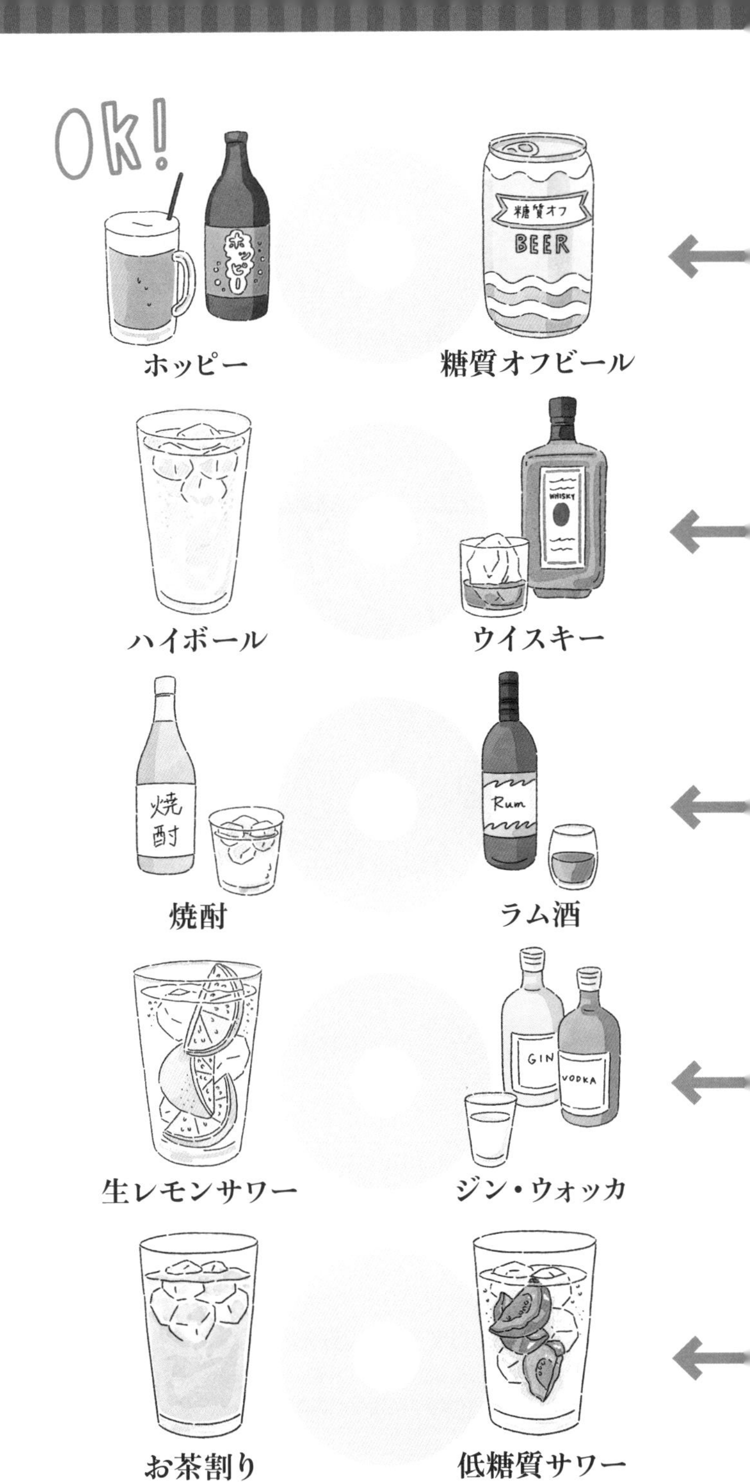

翌日のむくみ予防もばっちり!

きゅうりの塩麹漬け

栄養価（1人分）

たんぱく質	1.5g
脂質	0.2g
炭水化物	10.0g
糖質	8.9g
食物繊維	1.1g

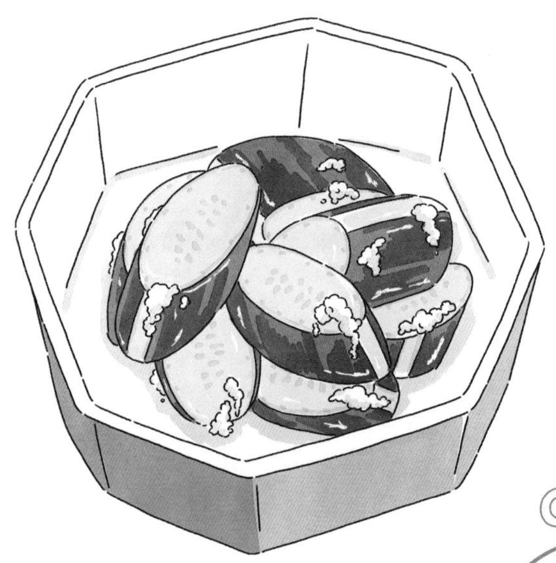

Check!

おつまみとしては
もちろん
飲んだ翌日の
副菜としても

材料（2人前）

きゅうり …… 2本
塩麹 …… 大さじ2

作り方

1：**きゅうり**を食べやすい大きさに切る。

2：切った**きゅうり**を**塩麹**に一晩漬けておく。

Point

漬けておくだけでできる万能おつまみ

発酵食品の塩麹は、やせビタミンと呼ばれるビタミンB_1、B_2、B_6が豊富に含まれています。きゅうりのカリウムのデトックス効果と合わせれば最強タッグのおつまみに。低カロリーなのに栄養価も高く、お酒との相性も抜群!

ビタミンたっぷりで美肌効果も！

アボカド 大根おろし添え

栄養価（1人分）

たんぱく質	2.5g
脂質	17.5g
炭水化物	9.7g
糖質	3.1g
食物繊維	6.6g

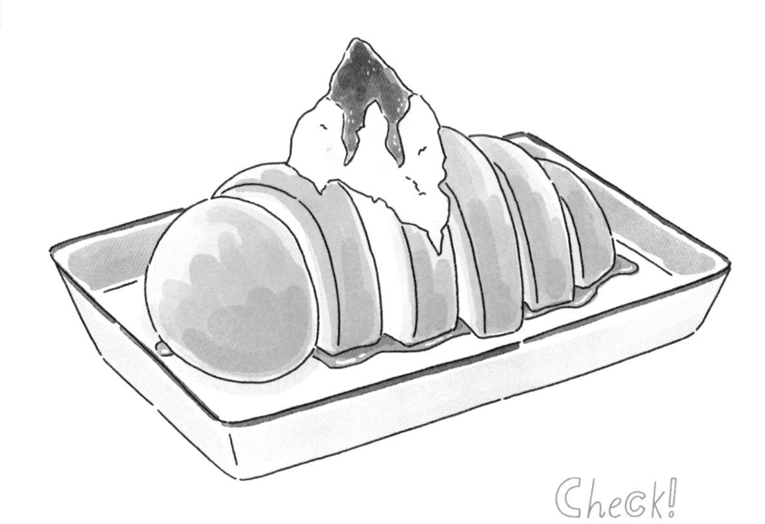

Check!

簡単で低糖質！
ダイエットにも
美容にも
うれしいおつまみ

材料（2人前）

アボカド …… 1個
大根おろし …… 適量
醤油 …… 適量

作り方

1：皮を剥いた**アボカド**を一口大にカットする

2：カットした**アボカド**の上に**大根おろし**をのせ、**醤油**をかける。

Point

ダイエット＆美容に効果抜群なおつまみ

ダイエットに最適な良質な油やビタミンを多く含むアボカドが主役のおつまみ。大根に含まれる消化酵素はすりおろして食べるとより効果を発揮。さらにアボカドに含まれるコエンザイムQ10や、大根の辛味成分であるイソチオシアネートには抗酸化作用も！

作り置きにも便利な彩りおつまみ

梅風味のキャロットラペ

栄養価（1人分）

たんぱく質	1.4g
脂質	4.3g
炭水化物	17.1g
糖質	13.7g
食物繊維	3.4g

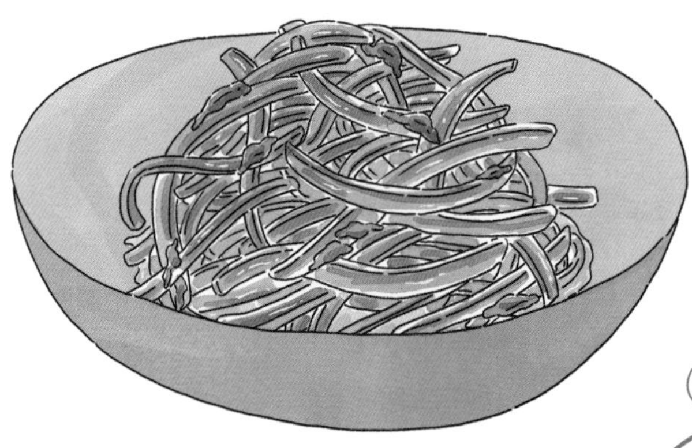

Check!

疲労回復と
美肌効果も！
作り置きにも
ぴったり

材料（2人前）

にんじん …… 1本
はちみつ梅干し …… 4個
オリーブオイル …… 適量

作り方

1：**にんじん**を千切りにする。

2：**梅干し**を粗くたたく。

3：1と2に**オリーブオイル**を加えて混ぜ合わせる。

Point

疲れた夜に疲労回復&肌のケア！

にんじんに含まれるβカロテンは体内でビタミンAに変換され、皮膚の粘膜の健康を維持する効果が。また、梅干しに含まれるクエン酸には疲労回復効果があるので疲れた夜にもぴったりです。オリーブオイルで便秘予防もできて女性にうれしい効果がたくさん！

ずるやせおつまみ

甘辛い味付けでお酒にも合う！

鶏胸肉のスイートチリソース炒め

栄養価（1人分）

たんぱく質	30.7g
脂質	2.5g
炭水化物	13.9g
糖質	13.9g
食物繊維	0.0g

Check!

定番の鶏肉をスイートチリソースでエスニックに！

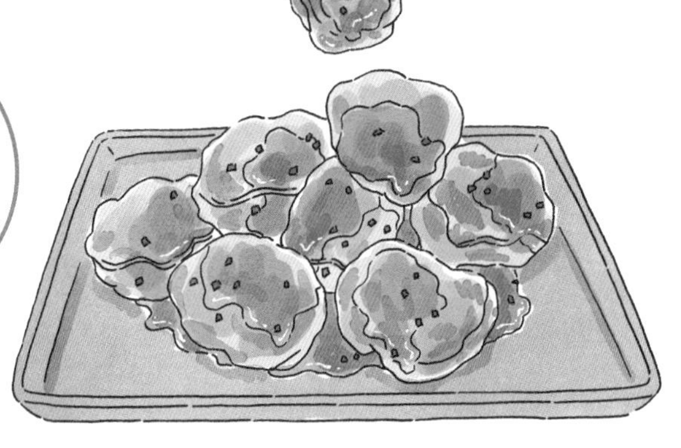

材料（2人前）

鶏胸肉 …… 1枚
スイートチリソース …… 大さじ3
オリーブオイル …… 小さじ2

作り方

1：**鶏胸肉**を一口大にカットする。
2：カットした**鶏胸肉**を、オリーブオイルをひいて熱したフライパンで火が通るまで約7～8分焼く。
3：**スイートチリソース**を加えて全体にからまるように約1分炒める。

Point

アルコール分解を助けながら腹も満たす！

低脂質・高たんぱく、ビタミンB6も豊富な鶏胸肉を、お酒と好相性な甘辛ソースでいただきます。たんぱく質でアルコール分解を助けながら、不足してしまうビタミンまでしっかり補えて食べ応えもある大満足の一品！ スイートチリソースは他の調味料と比べると糖質が少し多めなので、さらに一品プラスするなら野菜などにしましょう。

いつもの枝豆を簡単アレンジ!

枝豆ペペロンチーノ

栄養価(1人分)

たんぱく質	14.0g
脂質	19.6g
炭水化物	13.8g
糖質	6.5g
食物繊維	7.3g

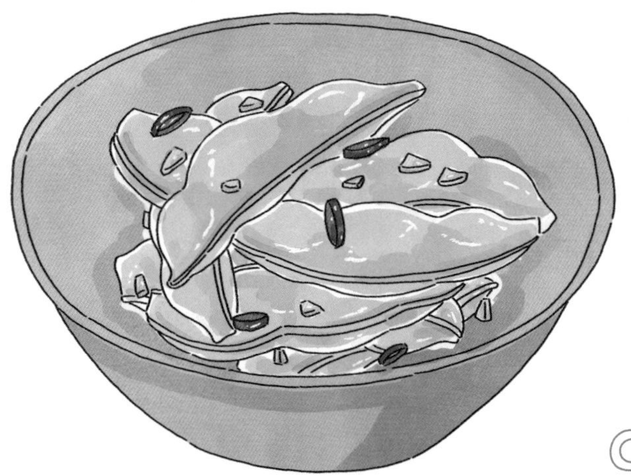

Check!

定番の枝豆をピリ辛アレンジ! おいしく栄養補給まで!

材料 (2人前)

冷凍枝豆 …… 200g
ペペロンチーノソース …… 2食分

作り方

1：**冷凍枝豆**を電子レンジで解凍する。

2：フライパンで**ペペロンチーノソース**を熱して、**枝豆**を入れてからめる。

3：約1分くらい炒めたらお皿に盛る。

Point

定番のおつまみは栄養面でもお酒にぴったり

たんぱく質をはじめ食物繊維やカリウム、ビタミンB群が豊富な枝豆は、実はダイエット食材の定番。クセのない味わいでどんな料理にも合わせやすいのも魅力です。おつまみの定番枝豆を、ペペロンチーノソースと合わせれば、にんにくの疲労回復効果もプラスできます。

最強コンビでおいしく栄養補給！

鶏そぼろde無限ピーマン

栄養価（1人分）

たんぱく質	18.9g
脂質	16.2g
炭水化物	6.9g
糖質	4.8g
食物繊維	2.1g

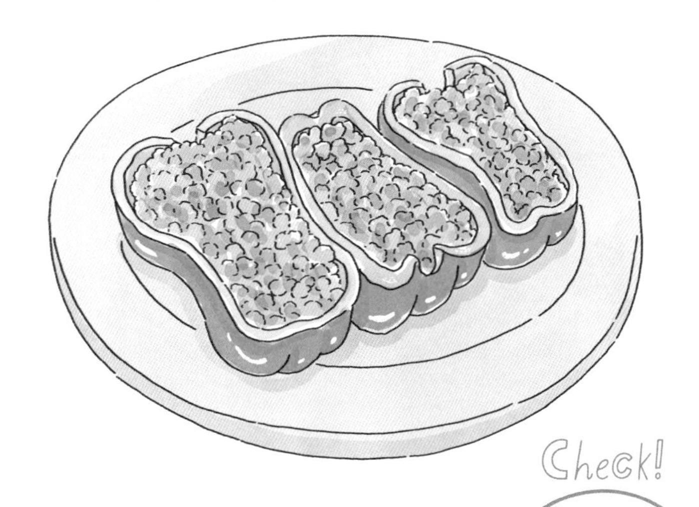

Check!

ピーマンと肉の最強コンビはやせ体質もサポート！

材料（2人前）

ピーマン……3個
鶏ひき肉……200g
めんつゆ……大さじ2
オリーブオイル……小さじ2

作り方

1：**ピーマン**はヘタを取り、半分に切っておく。

2：**オリーブオイル**をひいて熱したフライパンで**鶏ひき肉**を約2分ほど炒め、火が通ったら**めんつゆ**を加えて混ぜる。

3：**ピーマン**の中に2をつめる。

Point

食感を楽しみながらビタミンを補給！

アルコール分解で不足しがちなビタミンCを効率的に摂れる一皿。体内では作られないビタミンCをしっかり補給できます。鶏そぼろでたんぱく質、オリーブオイルでオレイン酸も摂れるので、おいしく食べながらやせ体質作りもサポートしてくれます。

加熱調理でおいしく栄養効果UP！

トマトのチーズ焼き

栄養価（1人分）

たんぱく質	4.1g
脂質	4.0g
炭水化物	4.9g
糖質	3.9g
食物繊維	1.0g

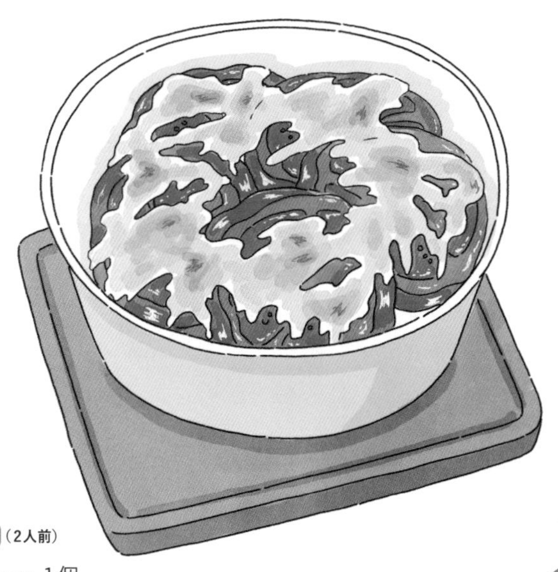

材料（2人前）

トマト …… 1個

ミックスチーズ …… 30g

作り方

1：**トマト**を輪切りにする。

2：切った**トマト**を耐熱容器に並べ、**ミックスチーズ**をかける。

3：オーブンでチーズに焼き目がつくまで焼く。電子レンジでもOK。

Check!

チーズに含まれるメチオニン（アミノ酸）には解毒作用も！

Point

血糖値の上昇を抑えアルコール分解もサポート！

トマトのリコピンには、血糖値の上昇を抑えるインスリンの働きを促進する効果があり、熱を加えることでその吸収率もアップ。さらにチーズでアルコール分解に使われるメチオニンも補給できるので、栄養的にもお酒のお供にぴったりの組み合わせ。

栄養価（1人分）

たんぱく質	9.9g
脂質	3.9g
炭水化物	2.2g
糖質	1.3g
食物繊維	0.9g

かけるだけ！ 超簡単さっぱりおつまみ

しらすぶっかけ冷奴

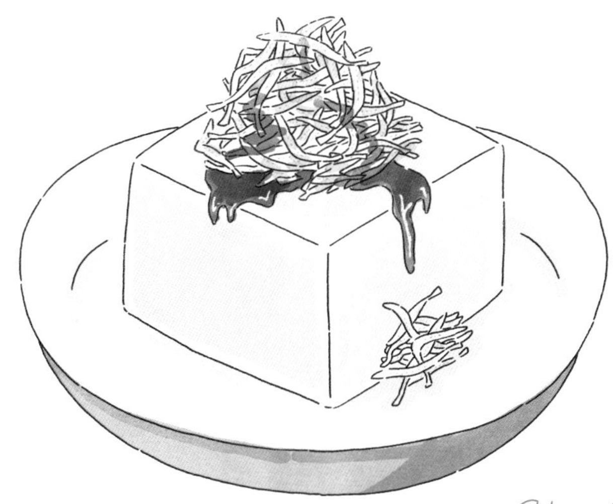

Check!

カルシウムとビタミンDが一緒に摂れるお手軽な一品

材料（2人前）

絹ごし豆腐 …… 200g
しらす …… 50g
醤油 …… 適量

作り方

1：**豆腐**に**しらす**をのせる。

2：その上から**醤油**をかける。明太子を足すなどアレンジも可能。

Point

さっぱりしているのにからだを作る栄養素が摂れる！

植物性たんぱく質とともに、不足しがちなカルシウムとビタミンDが補えるメニュー。しらすのカルシウムには、ダイエットにかかせない筋肉を働かせる作用が。そのカルシウムの吸収率を高め、免疫力も上げてくれるビタミンDも一緒に摂れる一石二鳥の一皿。

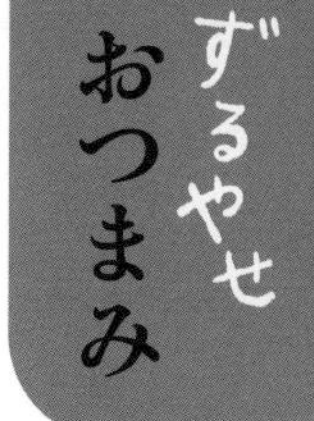

超手軽に不足しがちな栄養をチャージ!

ゆでたまご塩昆布のせ

栄養価（1人分）

たんぱく質	6.6g
脂質	7.2g
炭水化物	0.9g
糖質	0.6g
食物繊維	0.3g

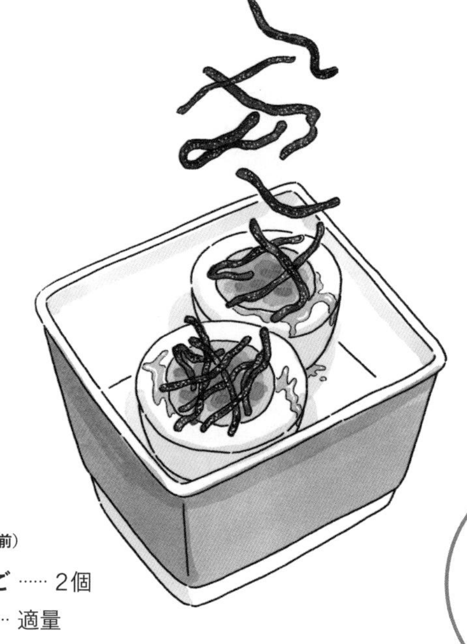

Check!

完全栄養食に
日本人に
不足しがちな
ミネラルをプラス

材料（2人前）

ゆでたまご …… 2個
塩昆布 …… 適量
ごま油 …… 適量

作り方

1：**ゆでたまご**を半分に切る。

2：**ゆでたまご**の断面に**塩昆布**をトッピングし、**ごま油**をたらす。

Point

たんぱく質にミネラルをプラスで失った栄養素を取り戻す!

ゆでたまごにただ塩をふるのではなく、塩昆布をトッピングすることで、昆布のマグネシウム、鉄、カリウムなどのミネラルをプラス! アルコール分解で不足しがちな栄養素をしっかり補えます。さらにごま油には抗酸化作用のあるセサミンやビタミンEが含まれるので、美肌やアンチエイジングなどの美容効果も期待!

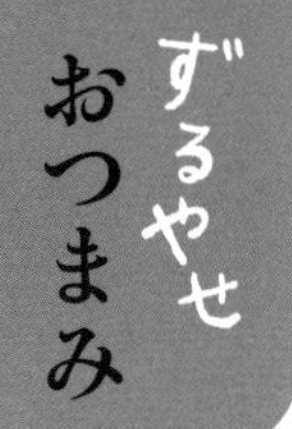

栄養価（1人分）

たんぱく質	13.2g
脂質	12.7g
炭水化物	13.7g
糖質	3.0g
食物繊維	10.7g

糖質オフなら〆も追加OK！

ペペロンチーノパスタ風

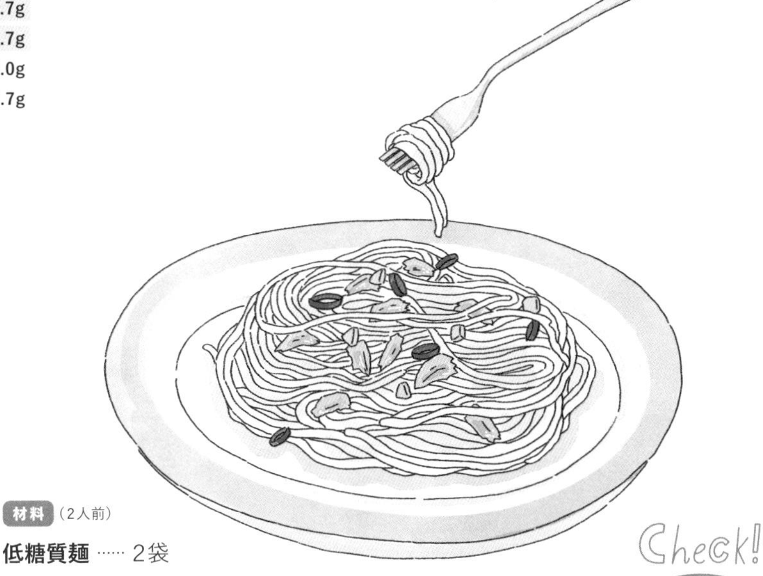

材料（2人前）

低糖質麺 …… 2袋
ペペロンチーノソース …… 2食分
ツナ缶 …… 2個

Check!

どうしても
〆がほしいときは
低糖質麺！

作り方

1：**低糖質麺**は水を切り、電子レンジで約2分加熱する。

2：加熱後もう一度水を切り、お皿に盛る。

3：**ツナ**、**ペペロンチーノソース**をかけて混ぜ合わせたら完成。

Point

罪悪感なく〆の一品まで楽しむ！

ダイエット中は我慢してきた〆の一品も、低糖質麺なら罪悪感なくいただけます。ツナ缶でたんぱく質をプラスして、さらにアレンジで野菜やきのこを足せば、食物繊維も補えます。ペペロンチーノソース以外のソースでも作れる飽きのこない〆の一品。

COLUMN 4

ついつい食べすぎてしまったときは……

ダイエット中でもつい食べすぎてしまう日もあります。そんなときは翌日にしっかりカバーしましょう！

❶ 食事のボリュームを抑える

食べすぎた翌日はいつもより1食の量を抑えるよう意識しましょう。目安としては空腹の時間をいつもより少し長く感じるくらい。そのくらい食間を空けるとデトックスしやすくなります。

❷ 糖質量を抑える

糖質は1gに3～4gの水分を抱え込むので、摂りすぎると体重が増えやすくなります。食べすぎた日から48時間くらいは、糖質の量をいつもよりセーブして、1日60gくらいを目安にしましょう。

❸ 緑茶を飲む

緑茶に多く含まれるカテキンには、糖の吸収をゆるやかにする働きがあります。糖質を摂りすぎてしまった後におすすめです。

❹ カリウムを摂る

水分を排出する働きがあるカリウムを摂って、むくみ予防をしましょう。きゅうり、アボカドなどの野菜は、カリウムを多く含むのでおすすめです。

Chapter 6

＼教えて保美先生！／

ずるやせ相談室

肉が苦手……代わりに何を食べたらいい？

肉のたんぱく質は、**魚、大豆、卵**などに置き換えが可能です。ただ鉄分が不足してしまうので、**赤身魚（マグロ、カツオなど）**を意識して食べるようにしましょう。女性の8～9割に不足している鉄分には、ダイエット中のメンタル維持や体調を整える働きもあるのです。

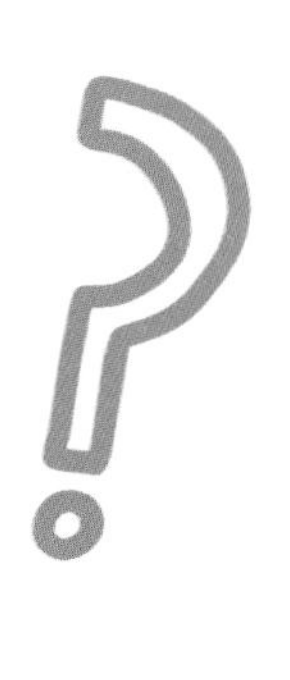

生理前の食欲が抑えられない！

生理前は黄体ホルモン（プロゲステロン）が増え、からだに水分を溜め込み、たくさん食べようとする本能が働きます。そんなときは**イソフラボンを含む大豆食品を食べてホルモンバランスを整える**ことがおすすめ。また、この時期はストレスも感じやすいので、**我慢するより低糖質の食品を食べる**などで解消しましょう。最近はコンビニでも低糖質チョコレート（1袋あたり糖質4.0g程度）が手に入ります！

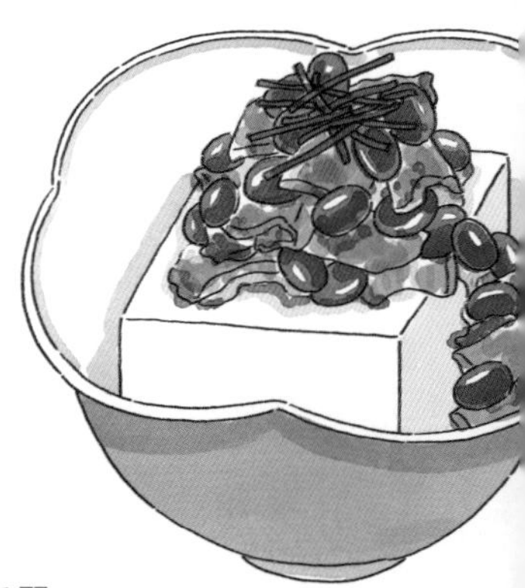

朝食は抜いてもいい？

朝にお腹がすかない、食べる習慣のない人は無理をしなくてもOK。でも**1食分の栄養素が不足してしまう**ので、**ドリンクタイプのプロテイン**などだけでも飲めると、たんぱく質を補給できるのでおすすめです。

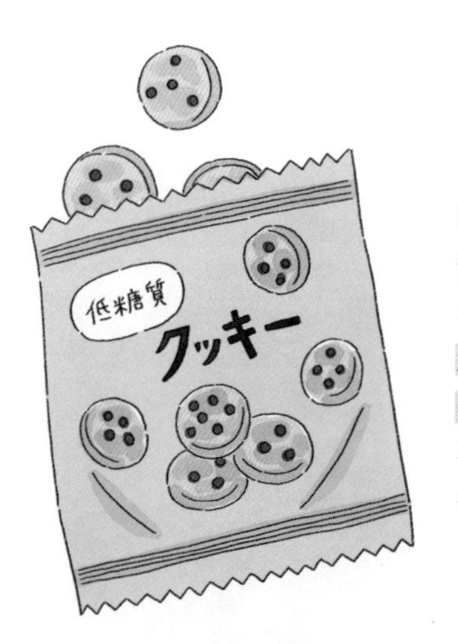

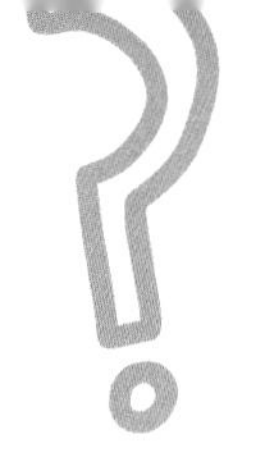

甘いものが無性に食べたくなったら？

食べすぎを防ぐために自分の中で**「ここまで」という目安**を作りましょう。例えば「糖質は10g以下に抑える」など目安があると、まったく食べられないよりもストレスなく、なおかつ無限に食べないようコントロールできます。どうしても甘いものが食べたくなったら、**低糖質のギリシャヨーグルトやプロテインバー**などを選び、なるべく代謝の良い昼間に食べるようにしましょう。

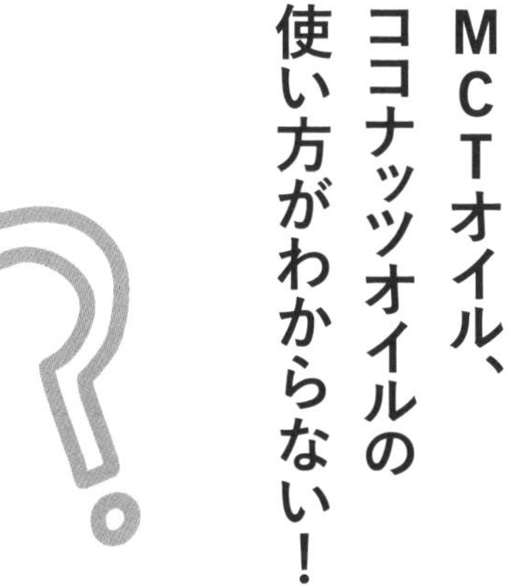

MCTオイル、ココナッツオイルの使い方がわからない！

体内でケトン体に変わり脂肪を燃焼してくれる、ダイエット効果が高いオイル。どちらのオイルも**加熱には向かないので、料理にかけて使う**のが良いでしょう。MCTオイルは液状なので、プロテインに混ぜたり、サラダにかけたり。ココナッツオイルはホットコーヒーに小さじ1杯入れるのがおすすめです。

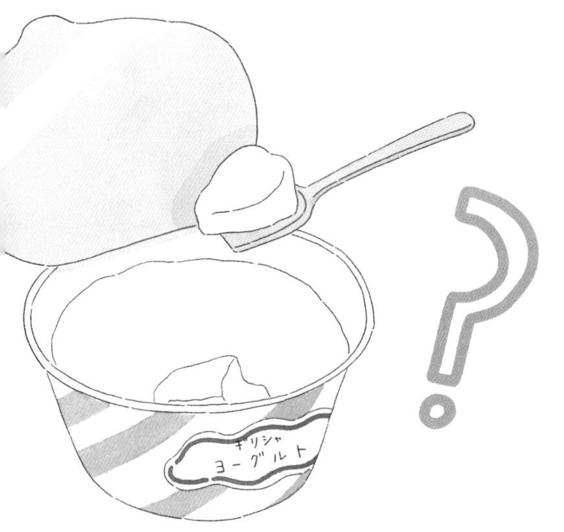

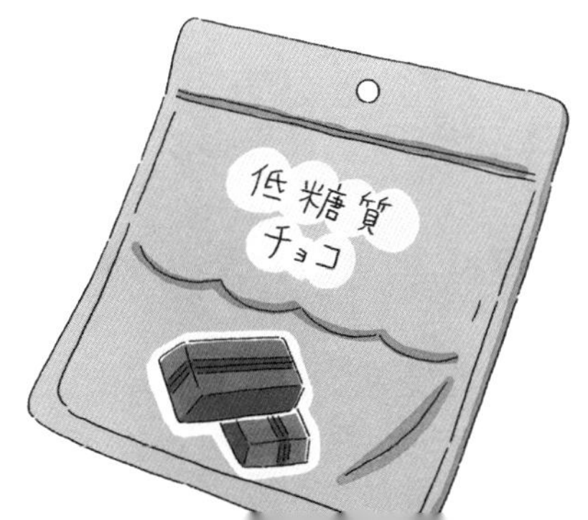

プロテインの選び方がわからない！

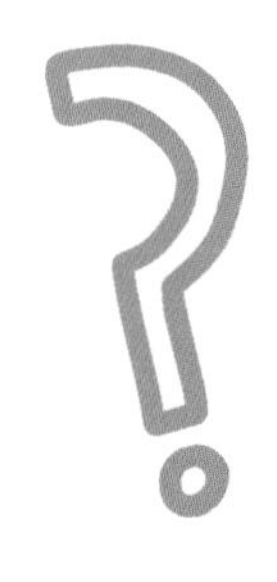

プロテインは大きく分けると、「ホエイ」「ソイ」「カゼイン」の3種類。最近の主流は、ホエイとソイです。ホエイはからだへの吸収が早く筋肉の修復力が高いため、運動している人には1番おすすめ。**ソイは吸収がゆるやかで腹持ちが良いため、朝食や間食に**適していて、**イソフラボンを含んでいるため女性向き**といえます。運動しなくても良い**「ずるやせ」ではソイがおすすめ。**

夜遅くに食べてもOKなものはある？

なるべくなら食べないほうが良いのですが……我慢することはストレスになるので、どうしても食べたいときは消化の良い汁物や温野菜系の食事にしましょう。たんぱく質でも脂質の少ないほうが消化に良いので、豆腐などの大豆食品がおすすめ。ただ、夕食は**就寝の4時間前に済ませる**のが理想です。

サプリメントの上手な摂り方は？

マルチビタミンやマルチミネラルのサプリメントは**食後に摂ると吸収率がアップ**。ビタミンCは**コラーゲン生成や成長ホルモンを促進させる就寝前**に。ビタミンB群やビタミンCは水溶性なので、使わなかった分は排出されてしまいます。そのため小分けにしてこまめに摂ることがおすすめです。

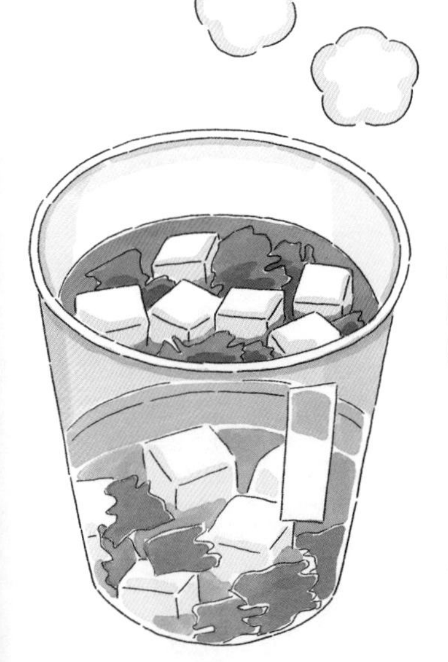

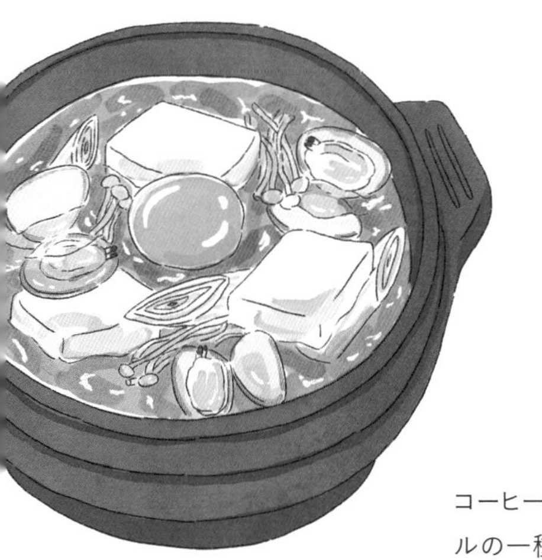

コーヒーは飲んでもいい？

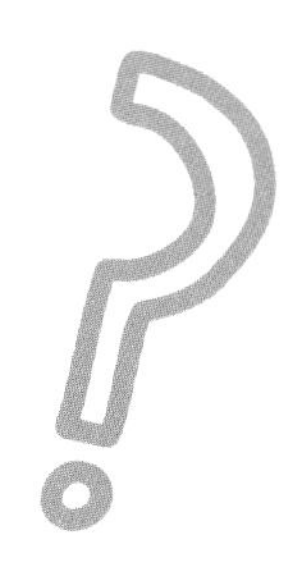

コーヒーに含まれるポリフェノールの一種である**クロロゲン酸には脂肪分解効果がある**ので、むしろおすすめしています。また**血糖値の上昇をゆるやかに**してくれるので、**食後のコーヒー**というのは理にかなっているのです。カフェインが苦手であれば、カフェインレスのコーヒーなどもあるので、チェックしてみてください。

ダイエット中におすすめの飲み物は？

外食やコンビニ飯などで脂質が多いなと感じたときは、**脂質の吸収を抑制してくれる烏龍茶**を。また**緑茶はカリウムやカフェインが多いのでむくみの解消や、カテキンによる脂肪燃焼効果も期待**できます。炭酸水も体温を上げ血流を促進してくれるのでおすすめ。空腹時に飲めば食欲も抑えてくれます。どれも1日に500ml程度が良いでしょう。純粋な水をたくさん飲むのが苦手な人は、こうした飲み物で水分補給するのもおすすめです。

自炊が苦手でもダイエットできる？

結論としてはできます。私が普段栄養指導している方にも自炊しない人はたくさんいます。**外食でも何を選ぶかや、サラダから食べたり、糖質の量を守ったりなど**、選び方や食べ方に気をつけることが大切。最近では大手外食チェーンでもダイエット向きのメニューが充実していて、コンビニでも低糖質系のフードが増えているので、そうしたものに頼っていいのです。

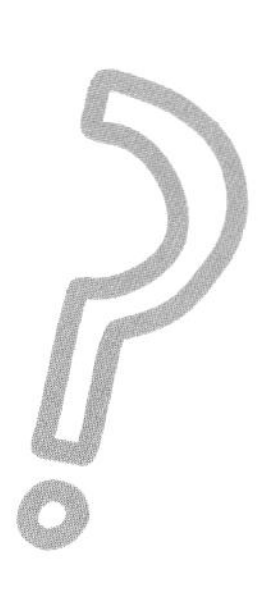

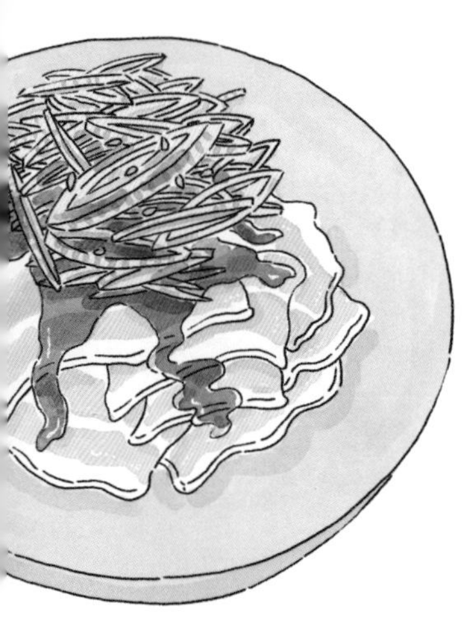

冷え性を改善したい！

原因は一つではないのですが、食生活では**たんぱく質、脂質、ビタミンE不足**が考えられます。**たんぱく質は摂取エネルギーの30%が体熱になり**ますし、**脂質には保温効果**があります。そしてナッツ類やアボカドに含まれるビタミンEは血流を良くしてくれる効果が。それぞれ不足していないか、食生活を見直してみてください。

お酒を飲みすぎた翌日は何を食べるべき？

お酒を飲むとアルコールを代謝するためにビタミンやミネラルが使われて不足します。翌日はその影響で代謝が落ち、**糖質や脂質を摂ると脂肪がつきやすく**なっている状態。そのため飲んだ翌日は**たんぱく質と食物繊維をメインに、消化の良いもの**を食べると良いでしょう。

疲れやすくなったときの対策は？

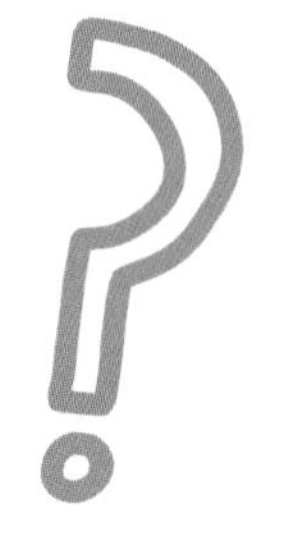

プライベートジムで栄養指導をしていたときにもとても多かった悩み。原因としては**ビタミンB群の不足**が考えられます。肉や魚のたんぱく質に含まれているので、野菜だけではまかなえないのです。そしてたんぱく源も、ささみだけを食べるなど同じものばかりなのも良くないですね。そうすると**ビタミンB群、アミノ酸のバランスまで偏ってしまう**のです。たんぱく質を摂るときは、さまざまな種類の肉や魚、大豆などからバランス良く摂るのがベストです。

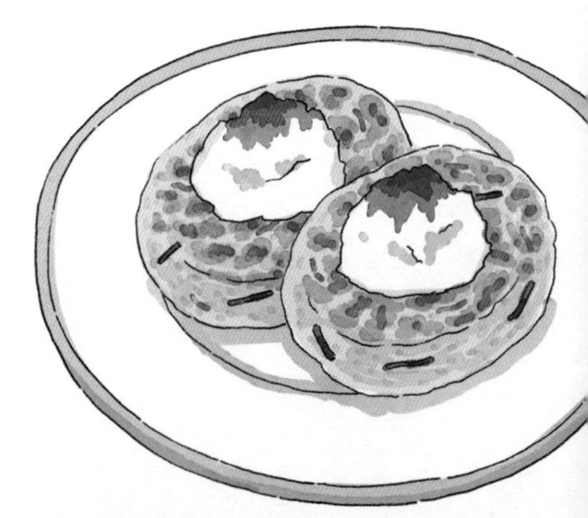

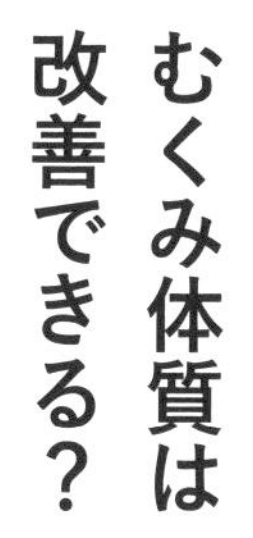

むくみ体質は改善できる?

お酒の飲みすぎや塩分・水分の摂りすぎなどを原因として考えがちですが、実は**一番多いのが糖質の摂りすぎ**なのです。糖質は**1gにつき3〜4gの水分を取り込む**ので、その結果ウエスト、顔、足がむくみやすくなります。私自身がまさにそれで、糖質を摂りすぎた日とそうではない日とで写真写りが変わるほど! また、実は**たんぱく質が不足してもむくみやすく**なります。以前、からだは細いのに顔だけが丸いと悩んでいた方が、プロテインを飲み始めたとたん顔がスッキリしたケースもありました。むくみに悩む人は、糖質を摂りすぎていないか、たんぱく質が不足していないかチェックしてみましょう。

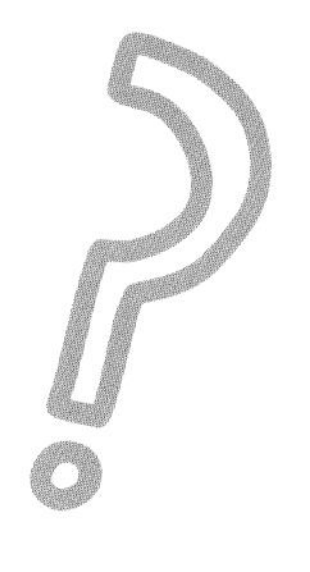

一週間で見た目をスッキリ変える方法はある?

短期間で体重を落とす方法はリバウンドしやすいのでおすすめしていませんが、見た目をスッキリとさせる方法はあります。それは**脂肪の燃焼ではなく、むくみの改善**、つまり水分を多く含む**糖質のコントロールを優先させること**です。しっかり低糖質・高たんぱくな食事を心がけてみましょう。ずるやせダイエットでは一週間など短期間ではなく、**1〜2カ月かけて体重を落とし、その後の1カ月で体重をキープ**させます。このキープ期間が重要で、体重・体型を定着させることでリバウンドしづらくなります。そのため、基本的には短期間で体重を落とそうとはせず、無理のない範囲でしっかり続けることを意識しましょう。

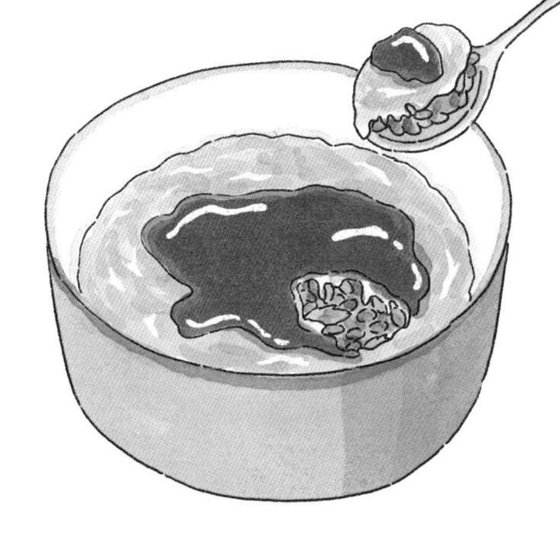

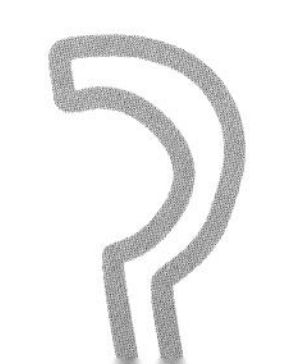

おわりに

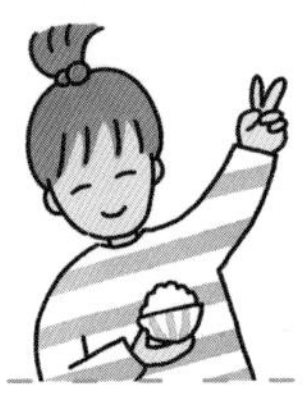

健康や美容への関心が高まる一方で、食事制限や運動に対するストレスも比例しているように思います。そこでつらい運動はせずに食事や飲酒を楽しみながらできる「ずるやせダイエット」を提案させていただきました。

もう「我慢なしにはやせられない」という固定概念は捨ててください。

本書でも紹介したように、自炊しなくても外食やコンビニ飯でやせることは可能です。大切なのは太らない食事の選び方と食べ方を知ること、そしてそれをもとに食べるだけ！　すでに多くの人がこのメソッドを実践し、食事を楽しみながら、ストレスフリーでダイエットに成功しています。

もし、短期間で体重が減らなくても焦る必要はありません。からだの中では必ず変化が起きています。見た目だって、むくみにくくなったり、ウエストがサイズダウンしていたり、うれしい変化が必ずあるはずです。

ずるやせメソッドはやせるだけではなく、体調管理やメンタルヘルスの向上、さらにはアンチエイジングまで叶う、欲張りなダイエット法です。

ぜひこのずるい方法で、美しいからだと健康な心を手に入れてください。

管理栄養士　高杉保美

参考文献

- 吉田企世子、松田早苗『おいしく健康をつくる あたらしい栄養学』高橋書店(2010)
- 白澤卓二『体が生まれ変わる「ケトン体」食事法』三笠書房(2015)
- 白澤卓二、斎藤糧三『ケトジェニックダイエット アドバイザー教本』日本ファンクショナルダイエット協会
- 江部康二『糖尿病治療のための！ 糖質制限食パーフェクトガイド』東洋経済新報社(2013)
- 工藤一彦『からだによく効く栄養の本』実務教育出版(2009)
- 伊藤裕『ココロとカラダを元気にする ホルモンのちから』高橋書店(2017)
- 白澤卓二『あなたを生かす油 ダメにする油 ココナッツオイルの使い方は8割が間違い』KADOKAWA(2015)
- デイビッド・パールマター、クリスティン・ロバーグ、白澤卓二(訳)『「いつものパン」があなたを殺す』三笠書房(2015)
- 山田豊文『【図解】脳がよみがえる断食力』青春出版社(2016)
- 溝口徹『まず「白米」をやめなさい!』あさ出版(2015)
- 釣部人裕『油が決める健康革命 油を変えれば体は変わる』ダイナミックセラーズ出版(2014)
- 三浦理代、永山久夫『からだによく効く 食材&食べあわせ手帖』池田書店(2010)
- 岡田正彦『人はなぜ太るのか 肥満を科学する』岩波書店(2006)
- 森拓郎『運動指導者が教える 食事10割でヤセる技術』ワニブックス(2014)
- 石原新菜『なぜ空腹が体にいいのか?』洋泉社(2015)

管理栄養士
高杉保美（たかすぎ ほみ）

業界最大手ジムにて2000人以上に栄養指導してきた酒飲み・元デブ管理栄養士。重力に負けないカラダづくりを食事から徹底的にサポート。ダイエットの敵であるストレスに負けない栄養指導をライフスタイル別・体質別に行う。自身も管理栄養士を取得後に半年間でマイナス15kgのダイエットに成功している。著書に「やセレクション ～これを選んで食べたら、15kgやせました～」（主婦の友社）、共著に「ラクうまで続けたくなる! オートミール朝ごはんレシピ」（SDP）がある。

Staff

デザイン 木村由香利（986design）
イラスト 今井夏子
編集協力 横山真美
栄養計算 藤井沙恵
校正 株式会社ぷれす
制作協力 北村朋子（SDM）
横川未来美（SDM）
編集 枝久保英里（WAVE出版）

ずぼら管理栄養士が教える
ずるやせダイエット

2021年12月10日 第1版 第1刷発行

著者 高杉保美
発行所 WAVE出版
〒102-0074 東京都千代田区九段南3-9-12
TEL 03-3261-3713
FAX 03-3261-3823
振替 00100-7-366376
E-mail: info@wave-publishers.co.jp
https://www.wave-publishers.co.jp
印刷・製本 中央精版印刷株式会社

NDC498 127p 21cm ISBN978-4-86621-382-8